LES EAUX MINÉRALES

DE VICHY

LEUR ORIGINE,
LEURS PROPRIÉTÉS PHYSIQUES ET LEUR COMPOSITION CHIMIQUE,
LEUR VERTU, LES MALADIES DANS LESQUELLES ON LES EMPLOIE,
ET LA MANIÈRE D'EN FAIRE USAGE;

PAR

LE Dr CASIMIR DAUMAS

MÉDECIN CONSULTANT AUX EAUX DE VICHY,
CHEVALIER DE LA LÉGION D'HONNEUR,
OFFICIER DE L'ORDRE DU NICHAN TUNISIEN, ETC.

Nouvelle édition.

Les eaux de Vichy, pour être salutaires,
doivent être employées à petites doses.
(AXIOME 24.)

PARIS

HENRI PLON, IMPRIMEUR-ÉDITEUR,
8, RUE GARANCIÈRE.

1863

LES EAUX MINÉRALES

DE VICHY.

PARIS — TYPOGRAPHIE DE HENRI PLON,

IMPRIMEUR DE L'EMPEREUR,

RUE GARANCIÈRE, 8

LES EAUX MINÉRALES

DE VICHY

LEUR ORIGINE,

LEURS PROPRIÉTÉS PHYSIQUES ET LEUR COMPOSITION CHIMIQUE,

LEUR VERTU, LES MALADIES DANS LESQUELLES ON LES EMPLOIE,

ET LA MANIÈRE D'EN FAIRE USAGE ;

PAR

LE Dr CASIMIR DAUMAS

MÉDECIN CONSULTANT AUX EAUX DE VICHY,

CHEVALIER DE LA LÉGION D'HONNEUR,

OFFICIER DE L'ORDRE DU NICHAN TUNISIEN, ETC.

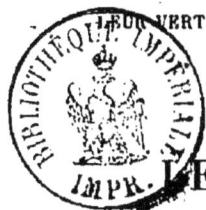

Nouvelle édition.

Les eaux de Vichy, pour être salutaires,
doivent être employées à petites doses.
(AXIOME 24.)

PARIS

HENRI PLON, IMPRIMEUR-ÉDITEUR,

8, RUE GARANCIÈRE.

1863

DÉDICACE

———

J'adresse ce travail modeste à mes confrères
étrangers à la pratique des eaux. Ce n'est pas une
étude complète que je leur offre, mais un résumé
des indications qui se rattachent de plus près aux
sources de Vichy. J'ai essayé de suppléer, dans
une faible mesure, aux observations que leur éloi-
gnement les empêche de faire, et de réunir en
quelques pages les renseignements nécessaires
pour qu'ils puissent diriger, en connaissance de
cause, leurs malades vers nos thermes. — Les eaux
minérales constituent la ressource la plus précieuse
de la thérapeutique contre les maladies chroniques :
c'est un bien que l'habitude de leur usage se pro-
page et se généralise, et le bien serait plus grand
encore si nous parvenions à déterminer la portée
exacte et les résultats complets de cette médication.
Pour cela le concours de nos confrères nous est indispensable. Il serait à désirer que chaque malade,
en venant aux eaux, apportât son histoire pathologique, écrite par son médecin ordinaire, auquel

1

nous transmettrions en retour les détails précis et les effets immédiats de la cure, et qui aurait ensuite à surveiller et à nous faire connaître les effets consécutifs du traitement.

Si cet appel est entendu, ce petit livre aura peut-être une portée utile, et j'aurai bien employé mon temps, dans l'intérêt de la science et dans l'intérêt des malades.

Avril 1860.

PRÉFACE.

L'année dernière (1862) j'ai publié sur les eaux de Vichy une *Notice scientifique et médicale,* à laquelle j'emprunte la préface suivante, qui résume en quelque sorte l'idée fondamentale de ce livre.

« La question médicale des eaux minérales de
» Vichy, telle que j'ai essayé de la poser il y a deux
» ans (1860), a été favorablement accueillie par
» mes confrères et par le public. — S'il m'était
» permis de rechercher les causes de cet accueil
» bienveillant, je les trouverais peut-être dans le
» soin scrupuleux que j'ai mis à éloigner de ma
» pensée, en écrivant, toute autre influence que
» celles de l'intérêt des malades et de la vérité, et
» surtout dans la fermeté avec laquelle j'ai, le
» premier, combattu la largeur des prescriptions
» médicales et préconisé les *petites doses,* comme
» la condition indispensable d'une bonne médica-
» tion à Vichy. Cette priorité, je suis heureux de
» pouvoir la revendiquer et m'en faire un mérite,
» en dehors assurément de toute prétention scienti-
» fique ; mais parce que je crois avoir, dans son ob-

» jet, rendu un grand service aux malades qui fré-
» quentent nos thermes.

» Lorsque M. Petit entreprit de faire revivre à
» Vichy la malheureuse doctrine de l'*acide* et de
» l'*alcali*, usée et oubliée déjà depuis deux siècles,
» on sait avec quel enthousiasme le public adopta
» la méthode de la *saturation*, qui en est le com-
» plément. Autour de chaque fontaine, la foule éga-
» rée vint faire assaut de bravoure et d'intempé-
» rance. On ne voyait que buveurs avides, buveurs
» altérés qui s'alcalisaient et se saturaient.... à en
» mourir. Mais, en retour, il faut le dire, chaque
» malade comprenait à merveille le mécanisme de
» la guérison ! Il pouvait parler, comme un maître,
» du principe originaire des maladies, de la neu-
» tralisation des acides par les alcalis — toute la
» médecine de M. Petit! — et cela flatte toujours.
» Cela explique aussi la grande réputation de l'an-
» cien inspecteur, réputation malheureuse s'il en fut
» jamais, puisqu'elle parut triompher du génie si
» éminemment médical de Prunelle.

» En général il faut en médecine se défier des
» théories, surtout de celles que tout le monde peut
» comprendre. La théorie de M. Petit, sans avoir le
» mérite de la nouveauté, était, tout à la fois, con-
» tre le sens commun et contre le sens médical,
» contre la raison et contre les faits. Son tort le
» plus grave, assurément, fut de ne tenir aucun

» compte de l'activité puissante des eaux de Vichy.
» Par suite, les malades s'étaient habitués à consi-
» dérer celles-ci comme très-anodines. Ils buvaient
» sans s'inquiéter autrement des accidents immé-
» diats ou éloignés des eaux et dans le but unique
» de détruire l'acide urique de l'économie. Puis,
» quand ils s'étaient bien alcalisés et saturés, deux,
» trois mois après la cure, la plupart se sentaient
» pris d'une faiblesse générale profonde et souvent
» irrémédiable. D'autres, après deux ou trois ans de
» succès, succombaient brusquement. Sur les quatre-
» vingts goutteux présentés à l'Académie de médecine
» par M. Petit comme ayant été guéris par sa mé-
» thode, il serait peut-être difficile aujourd'hui d'en
» compter un qui n'ait pas été inopinément enlevé
» par une rétrocession goutteuse. C'est ainsi que
» d'un remède à tous égards précieux et bienfai-
» sant, une théorie erronée avait fait une arme
» dangereuse et mortelle. On a mis longtemps à
» s'apercevoir de cette vérité, sur laquelle nous re-
» viendrons.

» A notre arrivée à Vichy, les idées de M. Petit
» étaient déjà abandonnées par quelques-uns de nos
» confrères, mais sa pratique restait en trop grand
» honneur. Dix, quinze et vingt verres d'eau étaient
» encore journellement prescrits aux malades, et nous
» ne pouvions assez nous en étonner, nous qui avions
» la résolution prise d'appliquer à la thérapeutique

» spéciale des eaux les principes un peu oubliés
» peut-être de la thérapeutique générale. Pourquoi
» les maladies chroniques seraient-elles étudiées
» et traitées avec moins de sérieux et de prudence
» que les maladies aiguës? Pourquoi la médication
» thermale serait-elle ordonnée à l'abandon, sans
» limites ni règles, au lieu d'être surveillée, diri-
» gée, mesurée comme toute autre médication? La
» composition chimique des eaux de Vichy révèle,
» *à priori,* leur puissance d'action, et l'expérience
» est bientôt acquise de leurs effets violents et dan-
» gereux, quand on les donne mal à propos et à
» doses élevées.

» Chargé, plus tard, d'un service de médecine à
» l'hôpital thermal militaire de Vichy, il nous a été
» donné, par contre, d'apprécier, dans des observa-
» tions plus précises que n'en offre l'exercice de la
» médecine en ville, les avantages et le degré d'ef-
» ficacité incomparablement plus grands des eaux
» administrées à petites doses. C'est là que nous
» avons achevé de former nos convictions, et défini-
» tivement assis les règles de notre pratique. Les
» unes et les autres reposent sur des faits conscien-
» cieusement étudiés, et nous pouvons les résumer
» dans les deux principes suivants, que les malades
» feront bien de méditer, à savoir :

» Le premier,

» Que les eaux de Vichy, très-actives sur l'écono-

» mic, capables de mal autant que de bien, ne doi-
» vent être employées qu'avec réserve, avec la sa-
» gesse, les connaissances et le tact médical qu'exige
» toute médication énergique;

 » Le second,

 » Que les succès ou les mécomptes de la cure dé-
» pendent absolument de l'administration des eaux,
» de la manière intelligente ou aveugle, modérée ou
» excessive de les ordonner et d'en faire usage.

 » Et pour qu'on ne se méprenne pas sur le vague
» que peut laisser dans l'esprit le mot de *petites*
» *doses* dont nous venons de nous servir, nous indi-
» quons la quantité de sept à huit cents grammes —
» environ trois verres par jour — comme la dose
» *maximum,* que toujours il soit au moins inutile,
» sinon dangereux de dépasser, et que nous attei-
» gnions rarement dans nos prescriptions ordi-
» naires. »

Telles sont les idées que nous avons essayé de
développer dans ce livre, pour lesquelles nous ne
cesserons de lutter, et qui commencent d'ailleurs à
se propager à Vichy. Quelques-uns de nos confrères les ont adoptées et les appliquent, et, dans l'esprit même des buveurs, la méthode de la *saturation*
décline à vue d'œil. C'est un progrès dont nous devons nous féliciter avec eux et pour eux.

Dr CASIMIR DAUMAS.

Avril 1863.

EAUX MINÉRALES DE VICHY.

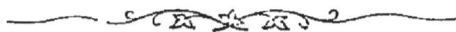

Vichy (*Vicus Callidus*), la bourgade aux eaux
chaudes, est la plus brillante et une des plus anciennes stations thermales de France. Située sur
une des rives de l'Allier, au centre d'un bassin
entouré de toutes parts par des collines peu élevées,
elle servait déjà, il y a plus de deux cents ans, de
lieu de rendez-vous aux habitants de la contrée et
aux malades riches qui pouvaient venir de plus loin
essayer la puissance curative de ses eaux. Le premier intendant des eaux date de Henri IV, qui
l'institua par un édit de 1603.

Madame de Sévigné nous a laissé de charmants
petits tableaux que tout le monde connaît des
thermes de Vichy, des mœurs du pays, de la qualité et des habitudes des buveurs de son temps. Il y
a dans ses lettres, rendues par là doublement intéressantes, presque autant de bonne médecine et
beaucoup plus de littérature, que dans les écrits
des médecins de l'époque. On y voit figurer une

1.

foule de noms que l'histoire nous a conservés, au
milieu de la société élégante et précieuse à laquelle l'aimable marquise appartenait. Les Lettres
de madame de Sévigné, du reste, c'est de l'histoire,
et l'on peut se convaincre, en les lisant, que les
grands seigneurs d'autrefois, avec moins de bien-
être, pour tout ce qui touche à la vie aux eaux,
n'avaient pas plus d'imagination que les baigneurs
de nos jours pour se distraire et égayer leurs loi-
sirs. L'usage était alors de se visiter plus souvent,
de passer de longues heures à voir danser la bourrée, et le reste du temps à admirer le paysage.
« Je vais être seule, et j'en suis fort aise; pourvu
» qu'on ne m'ôte pas le pays charmant, la rivière
» de l'Allier, mille petits bois, des ruisseaux, des
» prairies, des moutons, des chèvres, des paysannes
» qui dansent la bourrée dans les champs... »

La charmante femme rêvait dans ses promenades
des délices de l'Astrée, et, en dépit de son rhuma-
tisme goutteux, se tenait prête à voir apparaître à
chaque pas et venir à elle un berger du Lignon. —
De nos jours on se laisse moins aller à de semblables espérances; mais, à tout bien peser, et le
paysage étant resté le même, il vaut encore mieux,
croyons-nous, vivre et se baigner à Vichy au dix-
neuvième siècle, que s'y être baigné et y avoir vécu
au dix-septième.

Les buveurs d'autrefois, comme ceux d'aujour-

d'hui, paraissent d'ailleurs avoir été surtout pré-
occupés des soins à donner à leur santé. « Dès le
» matin, on prend les eaux, on les rend, on cause
» confidentiellement de la manière dont on les rend,
» et cela dure jusqu'à midi. » Le reste de la journée, donné à la vie calme et contemplative, devait
ensuite aider puissamment à l'effet salutaire du
traitement. Mais il n'y avait pas alors à Vichy de
véritable établissement thermal. Tout l'appareil
balnéaire était renfermé dans un petit bâtiment,
qui servait à peine d'abri contre les intempéries de
l'air, et dont tous les malades, sans distinction,
riches, pauvres et grands seigneurs, hommes et
femmes, se disputaient les rares baignoires. Ce
bâtiment s'appelait la *Maison du Roi*. Sur la porte
d'entrée on lisait cette rude et âpre inscription :

Lava te et porta grabatum.

On sait ce que madame de Sévigné a dit de la
douche, et certainement cela peut paraître terrible ;
mais dans nos mœurs et au point de vue de la pro-
preté, les bains ainsi organisés devaient être, il
faut en convenir, terribles et horribles tout à la fois.
Aussi le traitement thermal, à cette époque, con-
sistait principalement dans l'eau prise en boisson,
et malgré des améliorations successives qui datent
du voyage que firent à Vichy, en 1785, Mesdames
Adélaïde et Victoire, tantes de Louis XVI, cela a

duré ainsi jusqu'à l'entier achèvement, en 1829,
de l'établissement thermal actuel.

Aujourd'hui l'établissement thermal de Vichy,
dans son ensemble, est sans contredit le premier et
le plus beau des établissements de France. Nous
n'en faisons pas l'éloge au point de vue de l'art,
mais au point de vue de ses dispositions intérieures
et de son importance médicale. Il se compose de
trois bâtiments séparés, ayant chacun un appareil
balnéaire complet; le *grand bâtiment,* dont nous
venons de parler, dû à l'initiative et à la munifi-
cence de Mesdames de France, le petit établissement de l'*hôpital* et le *nouveau bâtiment* que la
compagnie concessionnaire des sources a fait construire, pour répondre à la grande affluence des
malades et aux besoins urgents du service. Tous
ensemble, ils contiennent plus de trois cents cabinets de bains, une piscine et quarante cabinets de
douches diverses, et comme chaque baignoire peut
recevoir un nouveau malade toutes les heures, cela
fait plus de trois mille bains qu'il est journellement
possible de délivrer à Vichy.

On doit beaucoup à la Compagnie fermière, tant
pour les travaux d'aménagement des sources, accomplis depuis sa gestion, que pour les grandes
améliorations qu'elle a apportées dans le service
intérieur. Les cabinets de bains sont propres, attentivement surveillés, suffisamment grands et bien

aérés; les douches, organisées d'après un système nouveau, fonctionnent dans les meilleures conditions possibles; une salle d'inhalation a été ouverte où l'on peut respirer l'acide carbonique qui s'échappe des sources; tout enfin est disposé dans l'intérêt des malades et pour la plus grande facilité du traitement. Ce sont là des résultats qu'il faut savoir reconnaître et auxquels on doit applaudir, parce que la bonne organisation d'un établissement thermal contribue pour une grande part à l'efficacité des eaux; et certainement l'administration, en multipliant entre les mains des médecins les moyens de remplir toutes les indications et les exigences du traitement, rend un véritable et réel service à la médecine et aux malades.

CHAPITRE PREMIER.

CONSIDÉRATIONS GÉNÉRALES. — TOPOGRAPHIE. — GÉO-
LOGIE. — ORIGINE ET PROPRIÉTÉS PHYSIQUES ET
CHIMIQUES DES EAUX DE VICHY.

Il y avait jadis à Vichy six sources, toutes naturelles, qui formaient la station thermale et pouvaient fournir aux besoins des malades; aujour-
d'hui il y en a douze, sans y comprendre les
sources de Saint-Yorre et de Cusset. Cette augmentation, amenée en partie par des jaillissements
nouveaux, est due principalement à des travaux de
sondage exécutés dans ces dernières années. Les
anciennes sources, celles qui existaient au dix-septième et au dix-huitième siècle, et dont une seule,
le *Puits Carré*, était recueillie pour l'usage des
malades, dans la Maison du Roi, se trouvent toutes
renfermées dans l'espace compris entre les Célestins et le grand établissement, à une distance extrême d'un kilomètre environ. C'est cet espace
qui constituait l'ancien bassin et qui constitue encore le vrai bassin de Vichy, dont le diamètre et
la circonférence, par le fait de l'adjonction des
sources nouvelles, ont été de nos jours considérablement agrandis.

Les anciennes sources sont : L'*Hôpital*, la *Grande-Grille*, le *Puits Carré*, le *Puits Chomel*, la source *Lucas* ou des *Acacias*, et celle des *Célestins*.

Les nouvelles comprennent le *Puits Lardy*, la *Nouvelle des Célestins*, celles du *Parc*, de *Mesdames*, d'*Hauterive* et de *Vaisse*.

Parmi ces dernières, une est naturelle, la *Nouvelle des Célestins*; les autres ont été obtenues à l'aide de forages ou puits artésiens. Cela fait, pour le bassin actuel de Vichy, sept sources naturelles et cinq artificielles ou artésiennes.

Une telle abondance d'eau jaillissant sur un même point reporte immédiatement la pensée vers les phénomènes qui la produisent. Question d'origine très-intéressante et que nous avons eu tort de négliger dans notre première édition, parce qu'elle préoccupe souvent les baigneurs à Vichy.

§ 1er. *Topographie. — Géologie.*

De la topographie de Vichy nous parlerons brièvement. Littérature de paysage, genre froid et prétentieux. On va plus vite et on apprend mieux avec une locomotive et des rails. Les amis de la nature calme et souriante doivent entreprendre le voyage de Vichy. — On sait que madame de Sévigné s'y sentait entraînée à l'idylle par la tempérance

du climat et la variété des sites. Frais vallons, coteaux fleuris, vergers odorants, bouquets d'arbres
le long des prairies. Les hautes montagnes de l'Auvergne que l'on voit poindre là-bas, aussi loin que
la vue peut aller, envoient des nuages de brume qui
retombent en gouttelettes de rosée sur le vert
feuillage. Le paysage y est sans force, mais non
sans agrément, et il lutte d'harmonie et de douceur
avec le tempérament des hôtes qui viennent l'admirer.

Il serait difficile, en effet, de trouver un coin de
terre mieux disposé pour donner les plaisirs modé-
rés et les émotions paisibles qu'exige la nature
dolente et affaiblie des malades et des conva-
lescents.

Vichy, avons-nous dit, occupe le centre d'une
vallée dominée de toutes parts par des collines
peu élevées. Il est très-important, pour l'intelligence des phénomènes géologiques, que le lecteur
se fasse une idée très-nette de cette configuration.
Qu'on se représente alors un entonnoir ou un sa-
ladier rempli de terre jusqu'à deux doigts de ses
bords. Pour plus de précision, on peut, par-ci par-
là, échancrer les bords au niveau du remplissage
ou les découper en festons. C'est par une de ces
échancrures que l'Allier pénètre dans la vallée et
la traverse, du nord au sud, sur une longueur de
quatre à cinq lieues.

On rattache avec raison le bassin de Vichy à la géographie de la Limagne, c'est-à-dire à cette longue succession de plaines encaissées dans des coteaux qui se donnent la main et s'étendent, suivant le cours de l'Allier, depuis les montagnes de l'Auvergne jusqu'au Bourbonnais. Il y a, en effet, entre les divers points de cette contrée, une parenté de figure, d'aspect et de constitution intérieure impossible à méconnaître. Mais c'est avec moins de raison peut-être qu'on a supposé que cette vaste étendue de terre occupe aujourd'hui l'emplacement d'un lac immense, lac d'eau douce, dit-on, et d'autres ont ajouté que cette eau s'était peu à peu dirigée, par des rivières et des ruisseaux, jusqu'à la mer, — on demande où est la mer? — et qu'enfin toutes ces voies d'écoulement s'étaient réunies en une seule pour former l'Allier.

Si les plaines de la Limagne, y compris la vallée de Vichy, ont été jadis submergées, c'est possible, du temps de l'arche de Noé, et nous devons le croire pour rester fidèle à l'Écriture. Mais si ces mêmes plaines ont primitivement formé un lac, voilà ce qu'on ignore, parce que rien ne le démontre, et celui même de nos confrères qui l'affirme,

Comment le *saurait-il*, puisqu'il *n'était* pas né?

Question oiseuse, d'ailleurs, et qui ne vaut pas

d'être traitée sérieusement. L'existence de ce grand
lac fût-elle admise, elle serait absolument inutile,
nous le notons, pour le sujet qui nous intéresse.
Dans ces vastes plaines de la Limagne, il est probable que le feu et l'eau se sont rencontrés souvent
dans une même action formatrice du sol; mais le
rôle de Pluton fut un rôle capital, tandis que l'of-
fice de Neptune fut celui d'un accessoire, et, sur le
point particulier de l'origine des sources de Vichy,
le dieu des ondes eût-il amené dans ce lieu ses
deux Océans, eût-il roulé des cailloux pour mieux
marquer sa trace et frappé les rochers humides à
coups redoublés de son trident, ce n'est pas à lui
que les générations actuelles doivent le moindre
filet d'eau minérale et thermale. Il n'a pas même
contribué à former les sources. Et ici il nous paraît
intéressant de rapporter l'opinion des Chinois, qui
sont d'un avis contraire sur l'origine des eaux
thermales.

« Là, disent les savants du Céleste Empire, les
» esprits de la sécheresse et de l'humidité se sont
» livré bataille. Lutte terrible, car la rage des
» combattants fut telle que les principes ennemis
» restèrent indissolublement confondus sur le
» théâtre de leur combat. »

Assurément, pour avoir de l'eau chaude, le
moyen est ingénieux et bon de la mettre ainsi près
du feu. Le grand lac dont il est parlé aurait pu

s'échauffer par le même procédé. Mais, dans l'application particulière, les Chinois se trompent. Les personnes qui pourraient croire que la prétendue inondation de la Limagne entre pour une cause quelconque dans la formation des sources de Vichy se trompent aussi. Voilà la seule chose qui importe et que nous tenions à bien constater.

*
* *

Laissons de côté les plaines de la Limagne et bornons-nous à la vallée de Vichy. Nous l'avons comparée à un entonnoir rempli de sable. Rien n'est plus juste, et nous reprenons la comparaison.

Tout le monde s'accorde à reconnaître que les roches qui constituent les parois et le fond de l'entonnoir sont de nature et de formation différentes de celles des terrains qui le remplissent. Pour former les premières, il a fallu l'action violente et isolée des forces volcaniques. Les secondes, au contraire, sont dues à l'action combinée du feu et de l'eau. Ainsi les véritables assises, les assises primitives du sol de Vichy, en vertu de ce principe vulgaire qu'avant de remplir un entonnoir il faut l'avoir, sont les roches d'*éruption,* roches ou *formations ignées* ou *volcaniques,* comme on voudra les nommer. Puis sont venus les terrains de *sédiments,* terrains *lacustres* ou *d'alluvion,* qui se sont déposés par couches successives, de façon à combler lentement l'abîme primitivement formé.

L'étude qui a été faite de la nature de ces terrains a démontré qu'ils sont composés de marne argileuse et de sables calcaires dans toute leur profondeur. Leur couleur est blanchâtre ou grisâtre, suivant les points. Dans les environs du Sichon, par exemple, cette dernière teinte est très-prononcée.

Dans les divers sondages qu'on a pratiqués, la sonde a constamment été arrêtée, à une certaine profondeur, par une couche argileuse rougeâtre, « paraissant régner partout au même niveau, dit M. Dufresnoy, inspecteur général des mines, et divisant le terrain d'alluvion en deux parties ». C'est comme une planche étendue horizontalement. Au-dessous de cette couche, il y a des sables de même nature et de même couleur qu'au-dessus, c'est-à-dire des marnes et des argiles calcaires, mélangées, ocreuses, ayant peu de consistance, et facilement perméables.

Raisonnons maintenant sur ces résultats positifs, de manière à confirmer ce que nous avons dit de la formation du sol.

Une remarque essentielle et qu'il ne faut pas perdre de vue dans une étude géologique, c'est que les roches volcaniques se distinguent des terrains d'alluvion, moins peut-être par leur compo-

sition que par leur forme et leur structure. Ainsi,
dans les unes comme dans les autres, entre autres
éléments il y a de la chaux, seulement cette sub-
stance se trouve à l'état de cristallisation, *toujours*
dans les roches éruptives et *jamais* dans les formations aqueuses. Un bel exemple à l'appui de ce fait,
c'est le rocher des *Célestins,* énorme masse d'aragonite qui ressemble si peu d'aspect aux calcaires
argileux qui l'entourent. Pourtant l'aragonite est
une espèce de carbonate de chaux, mais c'est du
carbonate de chaux cristallisé.

La *cristallisation* est donc, en géologie, la pierre
de touche de la force créatrice.

Partout où l'on rencontre, à la surface ou dans
les profondeurs de la terre, des produits qui portent son empreinte, on est assuré que le feu et les
éruptions volcaniques les ont engendrés. Là, au
contraire, où la cristallisation est absente, les terrains sont dus à l'action de l'eau. C'est donc avec
raison que nous avons établi une différence d'origine entre les roches qui forment l'enveloppe du
bassin de Vichy et les terres qui le remplissent. Ces
roches sont toutes, comme celles des Célestins, de
forme cristalline, et toutes elles représentent des
épanchements volcaniques. Ce sont des porphyres
et des basaltes, composés de quartz, d'aragonite,
d'amphibole, c'est-à-dire des combinaisons d'acide
silicique avec la soude, la potasse, la magnésie, la

chaux, le fer, le manganèse, etc., combinaisons
dans lesquelles ces derniers produits sont en excès.
Nous les retrouverons d'ailleurs en abondance dans
les eaux minérales.

Dire maintenant comment les terrains d'alluvion
ont pu se déposer dans cette enceinte éruptive et la
combler est chose facile. L'eau du dehors, en arrivant par des pentes naturelles au fond de cette
excavation, attaquait la surface des roches et détrui-
sait, en les ramollissant, leur état de cristallisation.
Elle leur enlevait des parcelles de leurs éléments
pour les dissoudre et les réduire en grains de sable,
les mêlant avec tous les détritus ramassés dans son
courant, les pétrissant en boue argileuse, qu'elle
laissait ensuite se déposer par couches successives,
au fur et à mesure que la chaleur du ciel et les émanations brûlantes de la terre la faisaient s'évaporer.
Ainsi se sont élevées successivement les assises des
terrains lacustres, et c'est ce qui explique pourquoi
on trouve, mêlés aux sables et aux calcaires qui
les composent, des débris de roches éruptives, des
fragments de porphyre, des scories et des déjections
volcaniques à peine altérées.

Et pour accomplir ce travail d'érosion et de sé-
dimentation, a-t-il fallu un lac immense? Est-il besoin surtout d'un lac qui aurait fui vers la mer après
avoir fait le coup? Non, certes! Comment se forme
la vase des étangs, comment se forment la boue

des torrents et la poussière des montagnes? L'air atmosphérique attaquant les roches par l'oxygène et l'acide carbonique, les eaux de pluie en se renouvelant et en courant sur la pente des collines et une flaque humide ont pu suffire à cette action, et ils l'ont accomplie en se consumant dans leur création.

Il est bon d'ajouter, en dernière remarque, que les faits dont il est question se continuent tous les jours sous nos yeux et à notre insu, mais que le bassin de Vichy était peut-être déjà comblé au temps du déluge.

§ 2. *Origine des eaux.*

Supposons maintenant que de tout ce terrain d'alluvion, amassé avec le temps, il ne reste plus trace, et creusons la vallée jusqu'à la roche dure, de façon à nous la représenter telle qu'elle a dû exister primitivement.

D'après certains sondages, l'épaisseur des sables qui la remplissent varie entre cent cinquante et deux cents mètres. Cette épaisseur mesure la profondeur qu'il nous faudra atteindre pour en toucher le fond. Or c'est sur ce fond même, et nullement dans les terrains supérieurs, que l'on doit chercher l'origine des eaux thermales.

Au commencement, alors que la croûte du globe n'avait point acquis l'épaisseur et la consistance qu'elle a maintenant, il a dû se passer en ce lieu d'étranges et splendides phénomènes. Tandis que les volcans de l'Auvergne, le Mont-Dore et ses acolytes, vomissaient des torrents de lave, la terre a dû ressentir au loin les terribles ondulations de la poussée volcanique et être soulevée et déchirée en plus d'un point. Si nous disions toute notre pensée sur la vallée de Vichy, nous écririons qu'elle résulte du déchirement des montagnes qui la circonscrivent, lesquelles, réunies d'abord en une masse compacte, ont été ensuite écartées par une action ultérieure du feu central, peut-être celle qui a produit le rocher des Célestins.

Quoi qu'il en soit, la surface de la terre ne se soulève pas en un point sans produire en un autre point un affaissement correspondant. Partout aussi, dans le voisinage des volcans, on trouve cette surface percée de trous et de déchirures qui sont les orifices de concavités ou cavernes souterraines, lesquelles, communiquant les unes avec les autres, pénètrent et arrivent en contact plus ou moins direct avec la masse ignée centrale. C'est par ces orifices que les vapeurs produites par les matières en ébullition et emprisonnées sous l'écorce du globe trouvent une issue au dehors et se répandent dans l'atmosphère. Une comparaison rend l'idée plus nette : appelons-les des orifices de cheminée. C'est au centre de la terre qu'est le foyer ou la chaudière.

Dans les grandes éruptions, pendant que le feu central concentre tous ses efforts sur un point et que les laves bouillonnantes se soulèvent et se précipitent vers la bouche des cratères, ces cheminées sont au repos. Quelques-unes se ferment et sont remplacées par d'autres. Mais après l'éruption, quand les laves se retirent du cratère, on les voit reprendre leur activité et donner passage non plus, comme les volcans, aux matières fondues, mais à leurs *émanations ;* je souligne le mot. Celles-ci fument, celles-là déjettent des scories pulvérulentes, d'autres lancent des colonnes d'eau, d'où le nom qu'on leur a donné de *volcans d'eau chaude.*

Il importe de bien saisir le mécanisme et la succession de ces deux phénomènes.

Au centre du globe un feu permanent et des masses de matières en fusion, qui tantôt se soulèvent sous l'effort d'une violente poussée souterraine et s'épanchent par la bouche des volcans ouverts, tantôt bouillonnent sans effervescence et n'envoient au dehors, par des fissures et des orifices plus étroits, que des émanations brûlantes de gaz, de vapeurs ou d'eau. — Là est toute la théorie des eaux thermales, et il devient facile d'expliquer non-seulement leur production, mais encore leurs températures inégales et leur nature.

Qu'il s'agisse des épanchements de laves ou des simples émanations ignées, la vapeur d'eau, on le sait, joue un rôle considérable dans les phénomènes volcaniques. Mêlée à d'autres fluides élastiques, tels que l'acide carbonique et les gaz fournis par les matières fondues, elle s'échappe en colonnes de fumée par la bouche des volcans, avant, pendant et après les éruptions. C'est elle qui forme au-dessus des cratères ces gros nuages qui, après avoir erré quelque temps dans l'atmosphère, se condensent et crèvent en pluies torrentielles ; et, soit dit en passant, quoique le Mont-Dore et le Puy de Dôme soient bien éteints, elle est encore la cause unique des brouillards épais qui couronnent leurs cimes et déterminent dans toute la contrée de si fréquents orages.

De même, les émanations intérieures qui succèdent aux éruptions et les remplacent longtemps même après que l'activité volcanique est éteinte, sont composées aussi de vapeurs d'eau, d'acide carbonique et des évaporations de la masse ignée centrale. Elles cheminent en s'élevant à travers les déchirures et les concavités de l'écorce terrestre, et montent vers l'atmosphère, où elles arrivent d'autant plus épaisses et plus fumantes, qu'elles auront suivi une route plus directe.

Supposons maintenant que, dans leur trajet ascensionnel, elles aient le temps ou la longueur de se condenser et de se refroidir jusqu'au degré de chaleur où la vapeur d'eau passe à l'état liquide :

au lieu d'une colonne de fumée, on verra jaillir une *source*.

Telles sont l'origine et la formation de la plupart des eaux thermales et minérales.

Il n'est pas difficile à la suite d'expliquer l'inégalité de leurs températures entre 0 et 100 degrés. Elle tient aussi à la longueur inégale de la route qu'elles ont dû parcourir avant d'arriver à fleur de terre, et, pour les sources d'une même localité, le point de départ étant le même, celles-là seront les plus chaudes qui auront suivi une direction moins sinueuse, et séjourné moins longtemps dans l'intérieur de la terre. — Quant à leur nature, elle se déduit de la nature même des roches qui les voient sourdre, et cela doit être, puisque ces roches, épanchées à l'état de laves, maintenant refroidies, ont fait partie jadis de la masse ignée d'où les sources émanent. Aussi verrons-nous à l'analyse des eaux de Vichy qu'elles contiennent, unies à l'acide carbonique, toutes les substances alcalines que nous avons signalées en si grande abondance dans les assises primitives du sol.

Il est vrai qu'on arrive à un semblable résultat en expliquant l'existence des eaux minérales par l'infiltration des eaux de pluie, lesquelles s'échauffent en pénétrant dans les profondeurs de la terre, et reviennent à la surface chargées des principes enlevés aux roches qu'elles ont traversées. Mais

dans le cas particulier, il nous faudrait courir jusqu'aux Cévennes pour trouver le commencement de
cette infiltration, et puisqu'ici la terre est fracturée
et broyée à l'intérieur par l'effet des commotions
volcaniques les plus violentes, il nous paraît plus
simple de nous en tenir à la théorie des *émanations*.
Et la chose la plus simple se trouve être la seule
vraie, puisque, suivant la précieuse remarque de
M. Bouquet, les eaux de Vichy contiennent, par
rapport à la potasse, une proportion de soude quatre ou cinq fois plus grande que celle des roches
éruptives. Or, les roches, comme les plus belles
jeunes filles et avec la meilleure volonté possible de
fusion, ne peuvent donner aux eaux une quantité
de soude qu'elles n'ont pas. En science, d'ailleurs,
cent fois sur cent la ligne la plus courte est aussi la
meilleure.

Les sources minéro-thermales de Vichy, situées
en pays comble, offrent une disposition différente
de celles des pays de montagnes, comme les Alpes,
les Pyrénées et le Mont-Dore. Chez ces dernières,
les eaux jaillissent des roches primitives au niveau
même du sol, et cette circonstance rend plus sensible leur origine volcanique. A Vichy, au contraire,
il n'y a que la source des *Célestins* qui offre une
disposition analogue et sorte directement de son
rocher cristallin. Pour toutes les autres, l'orifice de
la cheminée ascensionnelle, au lieu de s'ouvrir sur

les hauteurs ou sur la pente des montagnes, débouche au pied de ces mêmes montagnes. Elles s'épanchent au fond de la vallée ou de cet entonnoir que nous avons figuré, au-dessous du terrain d'aluvion qu'elles ont sans doute contribué à former, et qu'elles sont obligées de traverser pour arriver à la surface.

Cette disposition ne change rien à leur origine ni à leur composition, mais elle peut influer sur leur température en l'abaissant.

M. Dufrénoy considère les couches inférieures des terres argileuses « comme une espèce d'éponge qui reçoit les eaux de la cheminée ascensionnelle, et les transmet à la surface, soit par des puits artésiens naturels, comme le *Puits Carré,* soit par des ouvertures tubulaires qu'on pratique dans sa masse au moyen de forages ». — Sans vouloir contredire une opinion si bien appuyée, nous ferons remarquer seulement qu'elle paraît donner raison à un grand nombre de buveurs qui croient qu'on ne peut venir à Vichy en septembre, parce que les eaux de pluie, s'étant mêlées aux eaux minérales, les ont refroidies et rendues troubles ; ce qui est une erreur et un préjugé.

Les sources de Vichy n'empruntent rien aux terrains d'alluvion qu'elles traversent. Elles ne reçoivent rien des eaux pluviales, *avec lesquelles elles n'ont aucun contact,* et leur température est à l'abri de toute influence extérieure. En sortant des roches cristallines, elles s'engagent dans les terres argileuses, qui sont très-poreuses ; mais, dans leur trajet, elles déposent une partie de leurs éléments, *qui se concrétionnent autour d'elles,* de manière à leur former une cheminée supplémentaire qui les isole et les garantit de tout mélange. Dans cet état il peut se faire qu'elles n'arrivent au jour qu'après avoir suivi une direction très-oblique : quelques-unes même peuvent se perdre en quelque sorte, et décrire à l'infini des sinuosités et des détours avant de parvenir ou avant qu'on les amène à la surface par un travail de forage, et celles-là seront les moins chaudes ; mais le lecteur, qui connaît leur abondance, comprendra facilement que si elles se répandaient sans ces canaux protecteurs et « comme dans une éponge » dans les terrains d'alluvion, il y a longtemps déjà que l'éponge serait saturée et que la vallée de Vichy ne serait qu'une vaste mare.

§ 3. *Propriétés physiques et composition chimique des eaux de Vichy.*

Toutes les eaux de Vichy, de quelque source qu'elles proviennent, se ressemblent à la vue et au goût, et ne diffèrent physiquement que par leur degré de thermalité. Elles sont claires, demi-limpides et gazeuses. Quand on les puise dans un verre, elles dégagent une quantité de bulles d'acide carbonique, qui s'attachent aux parois du vase et montent à la surface. C'est cet acide carbonique qui leur donne la propriété de faire revivre les roses fanées, phénomène qui émerveillait madame de Sévigné, et que son médecin, galant homme qu'elle aimait beaucoup « parce qu'il était amusant », ne pouvait pas lui expliquer. — Les eaux de Vichy ont un goût piquant et aigrelet, mêlé pourtant d'une odeur fade et d'une saveur légèrement nauséeuse, qu'elles doivent surtout à leur qualité thermale. Celles de la source *Chomel*, de la source *Lucas*, du puits *Lardy* et du *Parc*, possèdent, en outre, une faible odeur d'œufs couvis, qu'elles perdent très-promptement après avoir été puisées. Chez les autres, cette odeur, due à la présence de l'hydrogène sulfuré, ne se perçoit plus qu'à distance et dans le voisinage des fontaines. Mais dans toutes les fontaines, si on plonge un vase ou un objet quelconque en argent, au bout d'un temps plus ou moins long, on le retire noirci, preuve évidente de la présence de l'hydrogène sulfuré dans chacune des sources.

La température inégale des diverses eaux constitue donc la seule différence réelle qu'on puisse indiquer dans leurs propriétés physiques. Ainsi les eaux des *Célestins* sont froides ; les autres sont chaudes à des degrés divers, celles du *Parc* à 20°, celles de l'*Hôpital* à 30°, la *Grande Grille* à 40°

centigrades. Maintenant, si sur cette différence de
température les malades établissent des différences
de goût et trouvent les unes des eaux d'une saveur
plus agréable que les autres, on doit le comprendre
et l'admettre ; mais cela tient aux appétences indi-
viduelles, et cela ne se discute pas.

Pareillement, toutes les eaux de Vichy ont la
même composition chimique et contiennent les
mêmes éléments. Les proportions de ces éléments
varient, il est vrai, dans les diverses sources, mais
d'une manière insignifiante Un peu moins de soude
dans l'une, quelques milligrammes de fer en plus
dans l'autre, on est autorisé à négliger ces différences. Néanmoins, un médecin de Vichy a pro-
posé, sur ces données infinitésimales, d'établir des
distinctions d'espèces entre les diverses sources. Il
y aurait alors à Vichy — les sources alcalines — les
sources alcalines et ferrugineuses — et les sources
alcalines et sulfureuses, suivant la dominance de
proportions de leurs fractions élémentaires. Le cas
nous paraît à la fois puéril et grave. Mais nous
croyons qu'à trop diviser la vraie science ne gagne
rien, et que ces distinctions minutieuses et exagérées ont pour résultat certain de brouiller les clas-
sifications établies, et de compliquer l'étude chimique des eaux en voulant la simplifier.

Il n'est pas, en effet, une eau minérale en France
ou en Europe qu'on ne puisse, avec un peu de

bonne volonté, faire entrer dans une des trois catégories énoncées. Tout le secret consisterait à
changer les mots de place, à dire, par exemple,
ferrugineuses, ou sulfureuses et alcalines au lieu de
alcalines et sulfureuses. Par ce moyen les eaux de
Forges et les eaux de Spa, chez lesquelles le fer
domine, celles dont le soufre est l'élément principal, les eaux de Cauterets, de Luchon, d'Enghien
et de Bade, se confondent dans un même genre
avec les eaux de Vichy, et on n'y comprend plus
rien.

Nous ne voulons pas d'ailleurs exagérer la pensée de M. Durand-Fardel, et nous savons que les
divisions qu'il propose ont été conçues dans un but
pratique, et ne veulent désigner que les qualités
relatives des diverses sources de Vichy. Mais, en
l'état même, on peut encore se demander si ces
qualités sont assez bien déterminées pour constituer un véritable caractère chimique, et si, parce
que les sources *Lucas* et *Chomel* exhalent une
odeur à peine sensible d'hydrogène sulfuré, on est
vraiment fondé à en faire une espèce, et à leur assigner des applications thérapeutiques particulières.
Prenez trois pièces d'or d'une valeur égale; laissez
tomber sur l'une une tache de rouille, sur une autre faites un noir de soufre, et lancez les trois dans
la circulation : de chacune de vos pièces, cela est
certain, on vous rendra la même monnaie. Ce qui

veut dire que l'utilité pratique elle-même des divisions de M. Durand-Fardel n'est pas rigoureuse,
attendu que tous les jours nous sommes obligés
de remplacer, dans les cas où elles paraissent les
mieux indiquées, les sources simplement alcalines
par les sources prétendues alcalines et ferrugineuses, et réciproquement, sans perdre pour cela aucun des bénéfices de la cure.

Les eaux de Vichy sont franchement alcalines, à
base de bicarbonate de soude, dont elles contiennent 5 grammes environ par litre, et ce caractère
chimique, essentiel, prédominant et commun à
toutes les sources, est le seul dont il soit scientifi-
quement possible de tenir compte.

Mais ce n'est pas à dire pour cela que, dans notre
pensée, le principe dominant dans la composition
des eaux soit en même temps le principe le plus
actif quand il s'agit de leur emploi. Autre chose est
l'analyse chimique qui sert à faire des classifica-
tions, autre chose l'expérience thérapeutique, et
nous sommes très-éloignés de partager les doctrines
de laboratoire, qui font du bicarbonate de soude
l'agent souverain, spécifique et unique de la médication thermale à Vichy. Les autres principes, qui,
réunis, n'entrent dans la composition des eaux que
pour un gramme et demi par litre, le fer, l'arsenic
surtout, et ceux que l'analyse n'a pu y découvrir
encore, exciteraient tout autant notre préoccupation

si nous essayions, à notre tour, de deviner les mys-
tères et de déterminer le mode d'action des eaux.
Joignons encore l'acide carbonique, dont nous ne
disons rien, dont tout le monde a tort peut-être de
ne rien dire, mais sur lequel nous pensons beaucoup.

Au sujet des sources dites ferrugineuses, nous
devons faire ici une remarque, qui présente un certain intérêt géologique. Supposons que du jet d'eau
qui occupe l'extrémité du parc de Vichy, pris
comme centre, on mène un rayon qui aille aboutir
à la fontaine des *Célestins*. Avec ce rayon décrivez
un cercle, de façon à laisser en dehors de la ligne
la source *Lardy ;* vous circonscrivez ainsi un étroit
espace, correspondant à ce que nous avons appelé
le vieux ou le petit bassin de Vichy. Or, c'est dans
cet espace que se trouvent réunies les anciennes
sources, les vraies sources de Vichy, toutes franchement alcalines, et dont pas une n'est ferrugineuse.
Mais si ensuite vous allongez le rayon du cercle d'un,
de deux ou de plusieurs kilomètres, vous décrirez
alors une zone étendue, dans laquelle on voit apparaître les sources dites ferrugineuses. Le puits *Lardy,*
rapproché sur l'extrême limite, la source de *Mesdames,* qui est à 2 kilomètres de Vichy, les sources
de Cusset à 3 kilomètres, celles d'*Hauterive* à
5 kilomètres, de *Saint-Yorre* à 6, et plus loin
même, à 20 kilomètres, les sources de Châteldon.

D'après les analyses les plus récentes, deux sortes

de principes entrent dans la composition des eaux
de Vichy : des acides et des alcalis. Les premiers
sont les acides *carbonique*, *chlorhydrique*, *sulfurique*, *phosphorique*, l'acide *arsénique* et la *silice*.
— Les alcalis comprennent la *soude*, la *chaux*, la
potasse, la *magnésie*, le *protoxyde de fer*, etc.
Aucun de ces principes, sauf l'acide carbonique et
la silice, n'y existe à l'état libre. Ils se combinent
entre eux en des proportions variables, et de ces
combinaisons naissent les divers sels qui forment la
véritable constitution chimique des eaux.

En regard des tableaux analytiques de M. Bouquet, que nous avons placés à la fin de ce volume
et auxquels nous le renvoyons, le lecteur remarquera
que le plus grand nombre de ces produits salins est
dû aux diverses combinaisons de l'acide carbonique,
et que le plus abondant de tous, ainsi que nous l'a-
vons dit, est le bicarbonate de soude. Après celui-ci
viennent, à doses très-inférieures, mais par ordre
de quantité, le chlorure de sodium, les bicarbonates de chaux, de potasse et de magnésie, puis le
sulfate de soude, le phosphate de soude, le bicarbonate de fer, et enfin l'arséniate de soude, qui
compte dans la proportion de 2 à 3 milligrammes
par litre.

Les rapports de quantité des divers sels entre
eux sont, d'ailleurs, en raison directe de l'abondance
des principes élémentaires qui concourent à les for-

mer. Ainsi la soude, qui s'unit avec tous les acides,
existe dans l'eau minérale en proportion approxi-
mative, 10 ou 12 fois plus grande que la chaux,
15 fois plus grande que la potasse, 25 ou 30 fois
plus grande que la magnésie ; et d'un autre côté,
on trouve 12 à 15 fois plus d'acide carbonique que
d'acide chlorhydrique, 25 ou 30 fois plus que d'a-
cide sulfurique, 100 fois plus que d'acide phosphorique.

La prédominance de l'acide carbonique et de la
soude est donc le fait le plus remarquable dans la
composition des eaux de Vichy.

Tout à l'heure, en parlant de la formation de ces
eaux, nous avons invoqué, à la suite de M. Bouquet, cette proportion considérable de soude comme
preuve de leur origine volcanique. La grande abondance de l'acide carbonique et de ses composés
pourrait nous servir dans le même but. Ce n'est, en
effet, que dans les eaux minérales qui proviennent
des émanations centrales, lorsque surtout ces émanations se produisent dans le voisinage des volcans
éteints depuis longtemps, comme ceux de l'Auvergne, que celui-ci joue un rôle aussi considérable.
Dans ce cas, les matières minérales vaporisées,
ayant à parcourir un trajet plus long et plus difficile
à travers les déchirures et les cavernes intérieures à
demi fermées, se refroidissent avant d'arriver à la
surface, et tendraient à se déposer dans le sein de

3

la terre, si l'acide carbonique, exerçant sur elles
une action chimique permanente, ne les entraînait
ou, pour mieux dire, ne les poussait au dehors. Il
devient ainsi l'agent le plus actif de la minéralisation des eaux. Et cela est si vrai que, dans les eaux
de Vichy conservées en bouteilles, lorsque par l'é-
vaporation et le refroidissement elles ont perdu une
partie de ce gaz, les combinaisons qu'il forme avec
les substances minérales se trouvent décomposées,
et on voit les moins solubles de ces substances se
déposer sur les parois et au fond du verre. Le même
phénomène se reproduit autour du bassin des diverses fontaines, qui se recouvrent d'incrustations
de sous-carbonate de chaux et d'oxyde de fer, et
enfin il se présente en de plus grandes proportions
dans les dépôts considérables qui existent auprès de
certaines sources, comme celles du *Puits Carré* et
des *Célestins*.

On s'est beaucoup préoccupé de ce fait, et non
sans raison, quand il s'est agi du choix de la source
à faire pour les eaux de Vichy transportées. Le refroidissement de l'eau étant une des causes les plus
actives de l'évaporation de l'acide carbonique, les
eaux puisées froides à la source ont paru devoir se
conserver plus longtemps, et, par conséquent, être
les meilleures pour le transport.

En outre des bicarbonates alcalins, il y a dans
toutes les eaux de Vichy une partie considérable de

gaz acide carbonique en excès. C'est cette partie de gaz libre qui, en se dégageant à la naissance des sources, produit le bouillonnement des eaux et leur donne au goût une saveur piquante. Nous avons parlé de la faculté qu'elles lui doivent de pouvoir conserver les roses et que madame de Sévigné a découverte. — « J'ai à vous dire que vous faites » tort à ces eaux de les croire noires : pour noires, » non ; pour chaudes, oui. Les Provençaux s'accom- » moderaient mal de cette boisson ; mais qu'on » mette une herbe ou une fleur dans cette eau bouil- » lante, elle en sort aussi fraîche que lorsqu'on la » cueille ; et au lieu de griller et de rendre la peau » rude, cette eau la rend douce et unie. Raisonnez » là-dessus. »

J'ignore si les belles baigneuses de nos jours rai- sonnent beaucoup *là-dessus;* mais elles renouvel- lent l'expérience et le phénomène sur elles-mêmes et sur les fleurs qu'on leur offre à profusion à Vichy. Dans les hôtels, on agit de même sur les légumes frais. On les plonge après cuisson dans de l'eau minérale fraîchement puisée, et cette opération les ressuscite en quelque sorte et les fait reverdir.

Les eaux de Vichy contiennent encore dans leur composition quelques autres substances qu'il suffit de mentionner, les unes parce qu'elles s'y trouvent en trop petites proportions, les autres parce que leur existence est encore incertaine : ainsi l'iode, dont M. O. Henry a signalé la présence, mais que M. Bouquet n'a jamais rencontré. Quelques chimistes ont trouvé aussi des traces inappréciables d'azote, de lithine et de manganèse. Prunelle a indiqué la *sulfuraire*, qu'il avait découverte autour de la source *Lucas*. Quant à la *matière organique végétative*, qui se dépose en couches verdâtres à la surface des fontaines, celle de l'*Hôpital* principalement, et dont le nom revient si souvent dans la parole et dans les écrits de quelques médecins, on sait qu'elle se produit dans toutes les eaux, l'eau ordinaire comme les eaux minérales, comme l'eau de mer; on sait aussi qu'elle ne se manifeste que sous la double influence de l'air et de la lumière, et comme les eaux de Vichy conservées en bouteilles hermétiquement fermées n'en présentent jamais de traces, cela peut faire naître cette question de savoir si les eaux la contiennent réellement, ou si c'est l'air qui en dépose les germes à leur surface. Dans tous les cas, elle n'existe dans les sources de Vichy qu'à l'état d'indice; c'est la vingt-millionième partie de ce qu'on appelle un *nuage* de lait dans une tasse de thé.

Disons, pour terminer cet aperçu chimique, que la quantité de sels fournis par les sources réunies de Vichy est à peine concevable. M. Bouquet l'a évaluée à 5,102 kilogrammes par jour, soit par année 1,861,230 kilogrammes. Il serait difficile de signa-

ler en Europe beaucoup d'endroits où se trouve ac-
cumulée une plus grande richesse hydro-minérale.
C'est ce qui explique, en grande partie, la faveur
croissante dont jouissent les thermes de Vichy et ce
qui, en même temps, assure leur avenir. Car un des
premiers éléments de la prospérité d'un établissement thermal, c'est l'abondance de ses eaux, abondance qui permet de faire participer le plus grand
nombre de malades aux bénéfices de la cure, et de
régulariser pour tous les exigences du traitement.

CHAPITRE DEUXIÈME.

SOURCES DE VICHY.

Après ce coup d'œil d'ensemble jeté sur les eaux de Vichy, nous devons étudier séparément chacune des sources, de façon à déterminer leurs propriétés particulières et leurs applications thérapeutiques. Nous adoptons, pour cette étude, la division qui nous paraît la meilleure et la plus simple, celle de *sources naturelles* et de *sources artificielles*. Cette division s'appuie, du reste, sur certaines considérations importantes tirées des qualités physiques et chimiques des eaux. Ainsi les sources naturelles, du moins les anciennes sources de Vichy, sont toutes plus chaudes et plus abondantes, la source des *Célestins* exceptée, que les sources artificielles. Elles sont plus minéralisées, moins ferrugineuses et plus franchement alcalines. D'autre part, les sources artificielles, moins chargées de principes minéraux, contiennent plus d'acide carbonique libre que les sources naturelles.

Nous aurons à revenir sur ces considérations, qui sont comme autant de lois générales, que nous réunirons à quelques autres pour les placer, sous le titre d'*Axiomes*, à la fin de cette étude. Le lecteur aura ainsi, dans un cadre facile à embrasser, la solution des principales questions qui se rattachent aux eaux de Vichy et à leur emploi.

§ 1ᵉʳ. *Sources naturelles.*

GRANDE-GRILLE.

La *Grande-Grille* est peut-être la source la plus universellement connue du bassin de Vichy; du moins il n'y a guère que la source des *Célestins* qu'on puisse lui opposer en notoriété. Son nom lui vient d'une grande grille de fer qui autrefois la protégeait, et que des travaux récents ont fait disparaître. Elle était en même temps abritée sous un large pavillon, qui a disparu aussi. Elle est située dans le grand établissement thermal, angle nord-est, à une des extrémités de la galerie des sources. Le service de la buvette est installé dans un petit enfoncement qu'entoure une grille qui lui sert de rampe, et dans lequel on descend, des deux côtés, par un escalier de deux marches.

De toutes les fontaines de Vichy, celle de la *Grande-Grille* est la plus convenablement disposée; c'est celle qui rend le mieux à l'esprit l'idée qu'on se fait d'une source thermale jaillissante. Au centre d'un bassin de grandeur ordinaire, l'eau bondit et bouillonne et lance des flots d'écume à la hauteur d'un demi-mètre. Son jet, parfaitement isochrone, semble résulter d'une double poussée intérieure, l'une un peu plus faible que l'autre, et s'exécute par secondes, avec la presque régularité du tic-tac du cœur, auquel on peut, en quelque sorte, le comparer. Le public des buveurs, accoudé à la rampe, se montre en général très-curieux et très-satisfait de ce spectacle.

Ce serait certainement un tableau intéressant à présenter, si nous voulions entreprendre d'esquisser la physionomie des buveurs qui se pressent autour de la *Grande-Grille :* une foule de malades de tous rangs, depuis l'âge adulte jusqu'à la vieillesse, au teint pâle, jauni, marqué par l'ictère à tous les degrés. Les uns portent assez bien, à la faveur d'un embonpoint réel, de légers engorgements du foie ou des viscères abdominaux. Les autres, affaiblis et détériorés par des affections profondes de ces mêmes organes, et courbés par de longues souffrances, se traînent péniblement, et tendent en tremblant vers la donneuse d'eau leurs doigts amaigris. Chez un grand nombre la cachexie paludéenne se trahit par la couleur terne, sèche et verdâtre du visage. On les voit circuler dans les galeries des sources, corps sans confiance, abattus et pensifs.

Tous les malades ne boivent pas en même abondance ni avec la même facilité. Il en est qui avalent d'un trait de grands verres pleins, qu'ils renou-

vellent nombre de fois, pour ne pas dire trop souvent. D'autres, au contraire, ont de la peine à
absorber un demi-verre ou un quart de verre, et
ne boivent l'eau que lentement, par petites gorgées,
et avec une répugnance qui indique quelquefois
une véritable intolérance de l'estomac. Il y a beaucoup à observer, beaucoup à apprendre pour le
médecin dans ce tableau : aussi lorsqu'un de nos
confrères étrangers, de passage à Vichy, veut bien
nous consulter sur les propriétés et l'efficacité des
eaux, nous ne manquons pas de lui dire : — Allez
aux sources à l'heure où les malades ont l'habitude de boire. A la *Grande-Grille,* par exemple :
là, les malades portent le diagnostic de leurs maladies sur la figure; il suffit de les remarquer et de
les suivre, pendant la durée du traitement, et
on peut voir, dans un mois, plus de faits instruc-
tifs que n'en contiennent tous les traités d'hydrologie clinique.

La source de la *Grande-Grille* a présenté depuis
le commencement de ce siècle de grandes variations dans son débit et dans sa température. Il y a
une quarantaine d'années, elle donnait environ
15,000 litres d'eau par jour, à 38°,5 centigrades :
expériences de MM. Berthier et Puvis, en 1820.
En 1844, MM. François et Boulanger ne trou-
vèrent plus, au jaugeage, que de 6 à 7,000 litres
et 32 degrés de température, et depuis, la tempéra-

ture et le volume baissant toujours, ce dernier était descendu, en 1859, à 3,400 litres. C'est à ce moment que le gouvernement fit exécuter autour de la *Grande-Grille,* et sous la direction de M. l'ingénieur François, une série de travaux importants. Ces travaux, entrepris dans un but de captage, eurent pour résultat d'abaisser le point d'émergence de la source et de débarrasser son orifice d'incrustations calcaires qui l'obstruaient. Dès lors son régime se trouva profondément modifié. L'eau, trouvant une large issue, coula avec plus d'abondance, et le rendement et la température de la source s'accrurent considérablement.

Aujourd'hui la *Grande-Grille* a deux émergences ou deux régimes, un pour le jour et l'autre pour la nuit. Le jour elle jaillit, telle que nous l'avons décrite, et elle donne environ 75,000 litres d'eau, spécialement affectés au service de la buvette. Son émergence de nuit est cachée aux yeux du public et située plus bas, à 3^m,20 au-dessous du sol de la galerie. A ce niveau, le rendement journalier de la source est plus considérable, et s'élève à 96,000 litres. Ce dernier régime sert uniquement à fournir de l'eau aux bains de l'établissement et à l'exportation.

Une chose est à remarquer dans les variations successives dont nous venons de parler : c'est la corrélation constante et directe qui a toujours régné entre le débit et la température de la source, de telle sorte que le premier venant à diminuer, la seconde s'abaisse. Dans le sens de l'augmentation c'est la même chose, et cette corrélation existe pour toutes les sources naturelles de Vichy. Toujours pour une même source, on a vu la température monter ou descendre, suivant que le rendement augmente ou diminue, si bien que lorsqu'on cherche à se rendre compte des causes des variations de température des diverses sources, on n'en trouve pas d'autres que l'abondance de leur débit et la rapidité du jet, cette dernière cause étant évidemment liée à la première. Plus les eaux sont abondantes, plus elles jaillissent rapidement, et moins elles ont le temps de se refroidir. De là cette proposition, que l'expérience confirme et que l'on peut établir d'une manière générale :

A Vichy, les sources naturelles les plus abondantes sont les plus chaudes, et, réciproquement, les sources les plus chaudes sont toujours les plus abondantes.

La température de la *Grande-Grille* est de 41° centigrades. C'est à peu près le chiffre accusé par Desbrets en 1777. M. Bouquet a trouvé, pendant l'année 1855, 41°,8, et nous-même, en 1859, 41°,2.

L'eau de la *Grande-Grille* possède, à un haut degré, toutes les qualités des eaux minérales de

Vichy. Sa température élevée lui donne une saveur fade, qui peut la rendre agréable ou désagréable à boire, suivant les goûts, mais à laquelle on s'habitue très-vite. Elle ne communique à l'estomac aucune sensation trop vive, et nous dirions volontiers qu'elle est douce, si on savait bien ce qu'il faut entendre par ce mot. Au moins nous voulons dire que la grande majorité des malades la prend sans peine et la digère sans effort. Il est rare que son ingestion donne lieu à aucun des phénomènes de plénitude et de lourdeur d'estomac, de régurgitation ou de vomissements, que l'on remarque quelquefois auprès des autres sources, et quoique les anciens aient écrit qu'elle était la plus capable d'agiter puissamment nos organes, nous avons pris l'habitude, dans le but de faciliter aux malades la tolérance des eaux, de la prescrire très-souvent au début du traitement thermal.

Ces qualités légèrement stimulantes s'expliquent d'ailleurs, et par la température élevée de la source et par la quantité, relativement plus faible, d'acide carbonique libre qu'elle contient. L'excès d'acide carbonique n'est pas toujours, il s'en faut, une garantie assurée de la facile digestion des eaux. L'excitation trop vive qu'il produit sur des estomacs malades ou affaiblis les rend quelquefois insupportables. Il est bon, sans doute, que les eaux en contiennent plus ou moins, suivant l'état des malades, mais jamais trop, comme pour toutes les bonnes choses, et il est à remarquer qu'à Vichy les eaux qui sont réputées les plus légères entre les sources naturelles sont celles qui en possèdent le moins. Quand nous parlerons de la source des *Célestins*, nous aurons une excellente preuve à donner à l'appui de cette remarque, et nous verrons combien souvent l'erreur est facile, faute d'un peu d'attention.

Mais il est une observation plus générale que nous devons placer ici, à savoir : que dans toutes les eaux de Vichy, la quantité d'acide carbonique libre est en raison inverse de la température. Tout à l'heure nous avons vu l'abondance et la température des diverses sources naturelles être constamment en rapport direct : ici c'est le contraire, et plus les sources sont chaudes, moins elles contiennent d'acide carbonique libre. Cette règle n'offre d'exception que pour la source *Lucas*, qui est de beaucoup la plus chargée en acide carbonique, quoiqu'elle ne soit pas, à beaucoup près, la plus chaude, et pour la source des *Célestins*, qui, malgré qu'elle soit froide, ne contient pas même autant d'acide carbonique libre que celle de l'*Hôpital*.

La buvette de la *Grande-Grille* est la plus suivie de celles de Vichy. Il est bien peu de malades qui achèvent leur saison thermale sans venir y boire plus ou moins. On la prescrit dans presque toutes les affections qui sont soignées à Vichy; mais on l'ordonne spécialement contre les engorgements du foie et de la rate et les maladies intestinales qui en dépendent, contre la cachexie paludéenne, l'ictère et les coliques hépatiques... Il y a là une habitude généralement acquise, à laquelle du reste nous obéissons aussi, et qui peut être considérée comme un précepte, dans la pratique de nos confrères à Vichy. Mais s'il fallait donner une raison certaine de cette action thérapeutique spéciale que l'on accorde à l'eau de la *Grande-Grille,* ce serait, croyons-nous, chose très-difficile. De celle-là d'ailleurs, et aussi bien de celles que l'on attribue à l'eau des autres sources.

Sur ce point, la raison chimique, à laquelle on a fait jouer un rôle si exclusif et si téméraire dans les théories médicales de Vichy, manque complétement. Toutes les eaux étant identiquement composées, on chercherait vainement dans aucune l'indice d'une spécialité quelconque.

Les qualités physiques, c'est-à-dire la différence de thermalité que possèdent les différentes sources, ne sont pas davantage une explication, mais un argument d'une valeur absolument relative à la facilité, plus ou moins grande, qu'ont les malades de supporter l'eau de telle ou telle autre source; sans cela il faudrait dire que le même médicament, administré plus ou moins chaud, guérit, dans le premier cas, les maladies du foie, et dans le second, les maladies des reins : hardiesse physiologique et thérapeutique que l'on a, je crois, osé produire, mais qui est journellement démentie à Vichy.

Reste l'expérience, et celle-ci, il faut l'avouer, est plus concluante. L'observation a fait reconnaître, en effet, que les différentes sources de Vichy paraissent avoir, suivant le genre de maladie, une certaine spécialité d'action, qui les rend plus efficaces les unes que les autres. Ainsi l'eau de l'*Hôpital,* contre les gastrites et les gastro-entérites chroniques ; l'eau des *Célestins,* contre les affections des voies urinaires et la goutte, et la *Grande-Grille,* contre les maladies du foie. Dans ce dernier cas, M. Petit aurait obtenu des guérisons en quelque sorte miraculeuses. De son côté, le docteur Finot, médecin des armées, a signalé les effets inespérés qu'on pouvait attendre de l'eau de la *Grande-Grille* administrée contre la cachexie paludéenne et les diarrhées d'Afrique, si tenaces et si rebelles, et nous pouvons dire que nos propres observations, faites dans le service militaire que nous avons dirigé, en 1859, à l'hôpital de Vichy, confirment pleinement la justesse de ces résultats.

Il y a donc là un fait d'expérience sur lequel repose la réputation particulière des sources de Vichy, et dont on ne peut pas nier l'importance. Mais il ne faudrait pas non plus en tirer des conséquences trop rigoureuses, et surtout il s'agit de bien l'interpréter. Tous les jours, nous l'avons dit, le médecin des eaux est obligé de transiger avec les indications les plus claires, et de remplacer dans le traitement l'eau d'une source par celle d'une autre, et cela parce qu'il se trouve continuellement en présence d'une question qui est en tout la première, celle de l'individualité. A quoi sert, en effet, que le genre de maladie exige de préférence l'emploi de l'eau de l'*Hôpital* ou de la *Grande-Grille*, si le malade ne peut pas les supporter? Il faut, sans doute, tenir compte de l'indication, et s'y soumettre autant que possible, mais en restant convaincu qu'elle n'est que secondaire. La nature du malade, sa constitution, sa susceptibilité propre, en un mot, son idiosyncrasie physiologique et pathologique, voilà ce qui surtout doit diriger le médecin dans le choix de la source, et ce qui l'amène presque toujours à ne formuler son traitement qu'après beaucoup de tâtonnements et d'essais.

Mais voilà bien aussi ce qui élève la médecine thermale, et la rend non moins difficile et non moins sérieuse que la médecine générale. Ce serait vraiment chose trop facile s'il suffisait de répondre : *Grande-Grille*, à une maladie du foie, ou — source des *Célestins*, à un catarrhe de la vessie. Ici, comme dans la thérapeutique générale, à chacun sa manière d'être et de souffrir, et cette manière est le seul et vrai régulateur du traitement.

Pour nous qui exerçons la médecine thermale, ces principes ne sont pas inutiles à rappeler; mais en apportant des restrictions nécessaires à l'action thérapeutique spéciale que l'on accorde aux différentes sources, nous croyons aussi rendre service à nos confrères étrangers à la pratique des eaux. Il arrive très-souvent que les médecins, abusés par cette réputation de spécificité dont ils n'ont pu apprécier par eux-mêmes la valeur limitée, lorsqu'ils envoient des malades à Vichy, leur indiquent en même temps la source où ils doivent boire. Parmi les grands maîtres dans notre art, plusieurs n'agissent pas autrement, et ils nous permettent de leur dire, avec tout le respect que nous avons pour eux, et dans la sincérité de notre amour pour la science, que quelquefois ils se trompent. De là résulte pour le médecin des eaux une position embarrassée, et pour le malade des hésitations, du découragement et un manque de confiance, qui peuvent à la fois réagir sur les suites du traitement et se changer en accusations injustes. Cela se voit, et d'autant plus souvent, qu'il y a un grand nombre de malades qui, même sans l'avis de leur médecin ordinaire, trouvent étrange qu'on essaye de les guérir d'une affection rénale avec l'eau de la *Grande-Grille*, ou d'une jaunisse avec l'eau de l'*Hôpital*.

Il serait donc à désirer, eu égard aux difficultés

d'application constantes que présentent les diverses sources, que nos confrères de tous les pays, en se montrant très-explicites sur tout ce qui concerne le malade et la nature de la maladie, réservassent au médecin des eaux auquel ils s'adressent le soin de diriger le traitement thermal. Quant aux malades, ils doivent être bien convaincus que, très-heureusement d'ailleurs, les différentes sources de Vichy peuvent se remplacer l'une par l'autre, qu'il est souvent utile de les alterner dans leur emploi, et qu'un goutteux, au surplus, peut achever fructueusement sa saison et ne pas paraître aux Célestins, sans se déshonorer.

PUITS CARRÉ.

Le *Puits Carré* s'appelait autrefois la fontaine des *Capucins*. Nous avons dit que l'eau de cette source était la seule qui fût recueillie, pour les besoins des malades, dans l'ancienne *Maison du Roi*. Aujourd'hui c'est la source de Vichy la plus importante par son abondance, et conséquemment, par sa température. Elle est située au milieu de la galerie nord de l'établissement thermal, à droite en entrant dans la galerie centrale. Un écriteau pendu au mur, et, sur le sol, un carré d'ouverture entouré d'une rampe marquaient, il y a deux ans, que la source est là, et qu'il fallait descendre pour la voir. Aujourd'hui l'écriteau a disparu, l'ouverture est fermée, on a mis dessus le bureau d'inscription des baigneurs, et ceux-ci, privés dans leur curiosité, ne trouvent plus rien qui leur indique l'existence et la position de la source. Progrès !

A l'époque des grands travaux accomplis autour de la *Grande-Grille*, l'aménagement du *Puits Carré* subit aussi des modifications importantes. Il avait à ce moment deux régimes superposés, l'un au niveau du sol, l'autre à un mètre et demi plus bas. Alors aussi le *Puits Carré* avait sa buvette, fréquentée par un bon nombre de malades. Maintenant la buvette est supprimée. On a réuni les deux régimes de la source et abaissé son point d'émergence à 3^m25 au-dessous du sol de la galerie. Ainsi qu'on le voit toujours à la suite de l'abaissement du niveau d'orifice d'une source, le débit du *Puits Carré* est devenu, par là, très-considérable. On peut l'évaluer à 200,000 litres par jour.

Cette grande quantité d'eau sert uniquement à préparer les bains de l'établissement, et n'est pas suffisante pour les besoins du service. Cela ne doit pas surprendre, si l'on pense qu'il est tel moment de l'année thermale où l'affluence des baigneurs est si grande, que l'administration délivre jusqu'à 2,500 bains par jour. Mais on aurait tort d'en tirer prétexte pour croire, avec quelques malades, que dans ce cas les bains de l'établissement ne sont pas assez minéralisés. La *Grande-Grille*, la source *Lucas* et le *Puits Brosson*, qui concourent avec le *Puits Carré* à alimenter les baignoires, fournissent une quantité d'eau minérale plus que suffisante pour satisfaire à toutes les exigences.

La température de l'eau du *Puits Carré* est de 44°,5 centigrades.

SOURCE CHOMEL.

En 1775, Louis Chomel, ancien doyen de la Faculté de Paris, médecin ordinaire du Roi et intendant des eaux, se trouvait à Vichy, pendant qu'on travaillait à la construction de l'ancien établissement thermal. D'un coup de pioche, un des ouvriers occupés aux travaux souleva une pierre et fit jaillir une source d'eau thermale. Accouru sur les lieux en toute hâte, Chomel s'empara de la source et lui donna son nom. Il en est l'Améric Vespuce.

Située, à l'origine, à deux ou trois mètres du *Puits Carré*, la nouvelle source eut pendant longtemps une existence propre et un régime séparé. Son débit journalier, en 1820, était de 2,500 litres. Mais dans ces dernières années, le *Puits Chomel*, comme on l'appelle aussi, a été réuni au *Puits Carré*, et les deux sources n'en forment plus qu'une, même débit, même température et mêmes propriétés.

La source *Chomel* occupe, dans l'établissement actuel, le milieu de la galerie nord, et se présente sous la forme d'une borne fontaine assez élevée et renfermant un système de pompe qui va chercher l'eau à la profondeur de trois mètres au-dessous du sol. Arrivée à la surface, celle-ci s'échappe par l'ouverture d'un griffon, dont on tourne à volonté le robinet, et tombe dans une petite conque de marbre. A mesure qu'un buveur se présente, la gardienne de la buvette remplit un verre et le lui offre, et celui-ci le boit, en faisant d'ordinaire un peu la moue. Cette marque de répugnance est due à l'odeur d'hydrogène sulfuré, qui est très-sensible dans l'eau de cette source, et lui donne un goût désagréable. Par suite, son ingestion s'accompagne fréquemment d'éructations et de renvois nidoreux assez incommodes et qui ne laissent pas de fatiguer certains malades. Dans ces cas, il est utile de laisser l'eau s'évaporer, pendant quelques instants, dans le verre, avant de la boire.

Cet inconvénient à part, l'eau de la source *Chomel* possède des propriétés anodines très-marquées et qui la rendent précieuse, toutes les fois que l'organisme, affaibli ou très-impressionnable, demande à être médiocrement excité. De toutes les eaux de Vichy, c'est celle qui contient le moins d'acide carbonique libre, sans qu'elle soit pour cela rendue plus lourde ni plus difficile à digérer, et comme, d'autre part, elle est la plus minéralisée, elle peut dans beaucoup de cas remplacer heureusement les autres sources et remplir les diverses indications de la médecine thermale. Sa température très-élevée doit encore être comptée parmi les causes qui lui valent, à juste titre, son renom de douceur. Aussi on voit venir à sa buvette les personnes très-délicates, les natures nerveuses, celles dont l'estomac est très - susceptible, les femmes surtout et les enfants.

Mais on a fait à la source *Chomel* une réputation de spécificité contre les affections des organes respiratoires, qui nous paraît au moins douteuse. Déjà les anciens médecins avaient avancé qu'elle était très-efficace contre la consomption pulmonaire, assertion qu'aucun de nos confrères actuels ne voudrait, croyons-nous, se charger de défendre. Pourtant les livres nouveaux mentionnent encore l'imminence tuberculeuse au nombre des maladies spécialement dévolues à l'eau de *Chomel*, et puis la dyspnée, la toux, le catarrhe pulmonaire, etc., etc. Il est très - vrai aussi que lorsqu'un malade est atteint, pendant le traitement, d'un rhume ou d'un enrouement, on l'envoie aussitôt à la même source. Mais le difficile peut-être, après cela, serait de citer un fait réel d'un malade qui ait jamais perdu son rhume ou retrouvé sa voix par ce moyen, et il nous est impossible de voir dans cette pratique autre

chose qu'un sacrifice un peu banal à l'odeur d'hydrogène sulfuré, qui est plus marquée ici que dans
les autres fontaines. Du moins nous n'avons jamais
rencontré dans l'eau de *Chomel* ni dans aucune eau
de Vichy une action, nous ne dirons pas spéciale,
mais à peine déterminée contre les maladies de
l'appareil respiratoire.

Il faut se garder, en général, de ces théories trop
ambitieuses, qui tendent à faire de chaque espèce
d'eau minérale une panacée universelle. Elles com-
promettent, par leur exagération même, la réputation des sources qu'elles proclament, et elles ont de
plus l'inconvénient possible d'égarer les malades
et nos confrères absents. Dans le cas particulier, la
médication par les eaux de Vichy constitue une
médication assez active pour qu'il ne soit pas sans
danger de l'appliquer à tout genre de maladie.
Pour nous ce danger existe, au moins à l'état de
contre-indication, précisément dans les affections
idiopathiques des voies respiratoires, dans l'asthme,
dans la dyspnée, dans la phthisie imminente ou
déclarée, etc.; il existe surtout dans les maladies
organiques du cœur. Nous pouvons d'ailleurs formuler en deux propositions générales, et d'une manière
anatomique, ce que l'expérience de la plupart de
nos confrères et nos propres observations cliniques
nous ont appris sur l'étendue d'action et l'efficacité
des eaux de Vichy.

Elles sont contre-indiquées et plus dangereuses qu'utiles dans toutes les maladies qui ont leur siége dans les organes placés au-dessus du diaphragme.

Au contraire, dans les affections des organes situés au-dessous du diaphragme, elles sont utiles, très-efficaces, et elles amènent souvent des guérisons inespérées.

A cette dernière proposition il convient d'ajouter certaines maladies qui intéressent l'organisme entier, et qui, liées, comme cause ou comme effet, à une perversion de la nutrition, paraissent devoir être attaquées de préférence dans les premières voies. La goutte, la chlorose, le diabète, l'albuminurie, se trouvent ainsi améliorés ou guéris par l'emploi des eaux de Vichy.

Maintenant, si chez un malade atteint comme nous venons de le dire, il se présente en même temps un catarrhe pulmonaire ou une inflammation chronique de la gorge ou du larynx, si à la faiblesse générale se joint une grande susceptibilité des organes respiratoires, si un engorgement considérable du foie amène des symptômes d'oppression, si la chlorose s'accompagne d'essoufflements et de palpitations, il est bien évident que ces symptômes secondaires, dont quelques-uns doivent disparaître avec la maladie principale, ne sont pas une contre-indication au traitement thermal. Nous concevons

encore et nous croyons même très-utile qu'on sou-
mette, dans ces cas, les malades au régime de la
source *Chomel*, mais ce n'est pas parce que l'eau
de cette source possède des propriétés spécifiques,
c'est parce qu'elle est la moins excitante des eaux
de Vichy. Et lorsqu'un rhume un peu aigu survient
inopinément, le mieux est de suspendre pendant
quelques jours l'usage des eaux.

SOURCE DE L'HÔPITAL.

La source de l'*Hôpital* doit son nom à la position
qu'elle occupe dans le vieux Vichy, au milieu de la
place Rosalie et en face de l'hôpital civil. Elle jaillit
dans un vaste bassin circulaire en pierre, posé sur
quatre rangs de marches et exhaussé de près de
deux mètres au-dessus du sol. Un grillage en fer
entoure les bords du bassin, et une toiture sur-
montée d'un clocheton et soutenue par douze co-
lonnettes le recouvre. Ainsi disposée, la fontaine
de l'*Hôpital* ne manque pas d'élégance ni d'une certaine prétention artistique, qui malheureusement,
au point de vue de l'hydrologie médicale, n'est pas
de tous points justifiée. La toiture a été construite
dans l'excellent but de mettre l'eau minérale à
l'abri d'une trop vive lumière et d'empêcher la formation de la matière verte organisée qui se déve-

loppe, avons-nous dit, plus particulièrement, dans l'eau de cette fontaine.

Mais le bassin est trop large et trop profond. Le jet de la source, écrasé à son orifice, s'épuise sous une trop grande masse d'eau qu'il lui faut traverser, et arrive à peine à la surface. Le grillage en fer qui entoure le bassin laisse passer, à travers ses larges mailles, les nuages de poussière que le vent amène et qui enlève à l'eau une partie de sa limpidité. Il y a aussi une incommodité fâcheuse dans les quatre marches qu'il faut gravir pour arriver à la buvette, et qui sont trop étroites. A notre avis, il faut que l'abord d'une fontaine soit rendu facile pour les buveurs que l'âge ou la maladie empêchent de marcher librement; il faut aussi que l'eau soit puisée en plein jet et sans qu'elle ait rien perdu de sa pureté, et pour cela il est plus essentiel encore de placer les sources à l'abri de l'air et des coups de vent qu'à l'abri de la lumière. Il convient d'ajouter, au reste, que l'administration, avertie et préoccupée de ces divers inconvénients, songe aux moyens de placer la fontaine de l'*Hôpital* dans de meilleures conditions. Mais elle y songe depuis bien longtemps !

Le rendement de la source de l'*Hôpital* a toujours été irrégulier et très-inconstant, dans les différents jaugeages auxquels il a été soumis. Il a donné successivement à M. l'ingénieur François 41,000, 69,000 et jusqu'à 73,000 litres. En moyenne on peut l'évaluer à 60,000 litres par vingt-quatre heures. La température de l'eau oscille entre 30° et 31°; nous l'avons trouvée, en 1859, à 30°,6.

La source n'a qu'un régime; mais elle fournit à deux services, celui de la buvette et celui de l'établissement hospitalier. On sait que le petit établissement balnéaire, dit de l'*Hôpital*, est situé à côté de l'hôpital civil, qui lui a donné son nom. Il renferme environ une trentaine de baignoires. C'est là qu'on trouve la seule piscine qui existe en ce moment à Vichy. Elle est alimentée par l'eau de la source. A cet effet, du fond du bassin de la fontaine partent des tuyaux souterrains, qui communiquent avec les baignoires et les salles de douches de l'établissement. Les bains de l'*Hôpital* sont très-recherchés par un grand nombre de malades. Les femmes surtout les apprécient beaucoup, et la piscine leur est exclusivement réservée. On s'accorde généralement à les trouver plus doux que ceux du *Puits Carré;* mais il est possible qu'il n'y ait dans ce fait qu'un préjugé vulgarisé et passé à l'état de croyance. Nous nous bornons à le constater.

Ceci nous amène à dire quelques mots des bains de piscine que la *Société d'hydrologie* a préconisés, au point de vue de l'assistance publique. On ne peut nier, en effet, qu'ils n'apportent dans ce service une grande économie d'eau, de temps et de personnel, et qu'ils n'ouvrent conséquemment la

porte à un plus grand nombre de malades. Mais
lorsque, s'appuyant sur ces considérations et sur
d'autres, celles, par exemple, de donner aux malades la facilité de prendre des bains prolongés et
de s'y livrer à l'exercice, on demande avec instance
la construction à Vichy de piscines nouvelles, il est
certainement permis de concevoir des doutes, tant
sur la bonté du moyen que sur la nécessité et les
avantages du but qu'on veut atteindre. Tous nos
confrères de Vichy, nous le savons, ne partagent
pas à ce sujet notre manière de voir; mais, si personnelle et si isolée qu'elle soit, elle nous paraît
bonne, et nous n'hésitons pas à la produire.

Il est à remarquer, d'abord, qu'un grand bassin
de natation, utile peut-être dans quelques établissements d'eaux salines ou sulfureuses, resterait
inactif à Vichy, où la nature des affections qu'on y
traite ne permet pas aux malades d'en faire usage.
Il faudrait donc s'en tenir aux piscines telles qu'on
les construit ordinairement : un bassin circulaire
de grandeur moyenne, garni à l'intérieur d'une
marche à hauteur de siége, sur laquelle les malades
viennent se mêler et s'asseoir en rond. Mais par
cela même, leur faculté d'exercice nous semble ré-
duite à bien peu de chose, et la plus grande différence entre le bain de piscine et le bain ordinaire
n'est plus qu'une différence de position, assise ou
demi verticale, au lieu d'être horizontale. Il est vrai

que les malades peuvent se lever, se tenir debout
dans la piscine, admettons même qu'ils puissent
marcher, s'ils le veulent ; la vérité est qu'ils n'usent
pas de ces bénéfices, auxquels se lient d'ailleurs
tant d'inconvénients : le contact de personnes qui
déplaisent, pour ne pas dire plus, la contrainte
morale, le froissement de cette pudeur particulière que donne toujours la maladie, et, chose plus
grave, une température de bain qui ne peut convenir à tous les baigneurs. Aussi les malades em-
ploient-ils habituellement leur temps à se plain-
dre et à souffrir, les uns de ce que l'eau est trop
chaude, les autres de ce qu'elle ne l'est pas assez.

. . . .

Ici une phrase, dans notre précédente édition,
avait le tort de signaler un fait trop vrai et a soulevé les réclamations des malades qui fréquentent
la piscine. Nous la supprimons. Les baigneuses, de
leur côté, ont promis d'être réservées, disant qu'elles
ne le feraient plus. . . . .

. . . .

Sans doute notre système balnéaire est étroit, mes-
quin et désavantageux ; mais au lieu de chercher à
l'améliorer par la construction de piscines, ne vau-
drait-il pas mieux commencer par la réforme de la
baignoire elle-même ? D'autant que la presque tota-
lité des malades use des bains privés et les préfère,
et qu'il serait facile de rendre les baignoires plus

4.

commodes en général, et de les approprier même
à l'hygiène de position que commandent certaines
maladies. A Vichy, par exemple, les personnes
qu'on envoie de préférence à la piscine sont des
femmes atteintes d'une affection de l'utérus : or il
est permis de se demander quel avantage il peut y
avoir pour elles à être assises ou debout, et à faire
de l'exercice en se baignant, et quel agrément elles
peuvent trouver à se baigner chacune dans l'eau de
sa voisine. Quant à l'utilité des bains prolongés,
c'est une question, croyons-nous, qui mérite d'être
étudiée encore avant d'être résolue. En principe,
il nous semble qu'on oublie un peu trop que la faculté d'absorption du corps a des limites maximum,
qui se trouvent atteintes, en général, au bout d'une
heure, au delà de laquelle, sauf quelques exceptions, le bain n'est plus qu'une cause de fatigue et
d'affaiblissement. Pour nous, nous ne regrettons
pas la piscine qui existait jadis dans le grand établissement et qui a été comblée dans ces dernières
années, et nous la regrettons d'autant moins, que
nous avons vu, à celle de l'*Hôpital*, des femmes
malades, faibles et chétives, séjourner tous les jours
pendant trois, quatre et cinq heures dans l'eau. Les
effets immédiats d'une telle médication paraissent
quelquefois bons, mais c'est le résultat définitif qu'il
faudrait connaître et avoir le courage de publier.

  L'eau de la source de l'*Hôpital,* prise en boisson,

a la réputation, aussi bien qu'en bain, d'être très-douce, et les malades la boivent avec plaisir. Elle est, en effet, une des moins excitantes de Vichy, et on peut la placer entre la source *Chomel* et celle de la *Grande-Grille*. Son goût demi-tiède n'a rien de désagréable, et elle ne développe après elle ni excitation nauséeuse ni chaleur d'estomac. Quelquefois son ingestion est suivie d'une sensation d'ivresse passagère, que l'on trouve d'ailleurs dans toutes les eaux de Vichy. Cependant l'eau de l'*Hôpital* n'est pas toujours digérée avec facilité, et on rencontre un assez grand nombre de malades qui ne peuvent pas la supporter. Dans ces cas, elle provoque des pesanteurs épigastriques, des borborygmes et de la diarrhée, et cela peut rendre compte de l'opinion des anciens médecins, qui la considéraient comme la plus *purgative* des eaux de Vichy.

On a attribué cette difficulté de digestion à la quantité un peu plus grande de matière organique que contient cette source; d'autre part on a dit aussi que cette prédominance de matière organique lui donnait des propriétés balsamiques particulières; mais, en fin de compte, la quantité même de cette matière n'a jamais pu être appréciée, de façon qu'il est assez difficile de savoir à quoi s'en tenir. La théorie de l'excitation, qui joue un grand rôle à Vichy, explique le fait en disant que l'eau de l'*Hôpital* ne stimule pas assez l'estomac; d'autres théories, au contraire, lui reconnaissent des propriétés digestives très-remarquables, et la recommandent après les repas en guise de café : tout cela est possible ; mais dans notre observation personnelle, il nous a presque toujours suffi de diminuer la dose de l'eau, ou de la couper avec de l'eau ordinaire ou du sirop de gomme, pour la rendre supportable, et nous sommes porté à n'attribuer les cas assez nombreux d'intolérance qu'on rencontre à la source de l'*Hôpital* qu'au mauvais état des voies digestives que présentent d'ordinaire les malades qui la fréquentent.

Presque tous ces malades ont la muqueuse gastro-intestinale très-irritée, très-impressionnable, et plus ou moins altérée par de longues souffrances. C'est là qu'on envoie les affections propres de l'appareil digestif, les dyspepsies, les gastralgies, les gastrites et les gastro-entérites chroniques, les diarrhées rebelles et les dysenteries, toutes maladies qui, agissant sur la nutrition, amènent à leur suite l'affaiblissement progressif des forces, l'exaltation ou la diminution de la sensibilité, une détérioration profonde de l'organisme et tous les symptômes de dépérissement. Dans ces cas divers, l'eau de l'*Hôpital* est particulièrement indiquée, à cause de ses qualités anodines et peu stimulantes, et possède une efficacité incontestable. Nous l'avons vue, en quelques jours, supprimer des diarrhées très-anciennes, et rétablir d'une manière durable les fonctions intestinales. Elle est surtout très-salutaire contre la dyspepsie, dont on voit assez ordinairement les divers symptômes disparaître pendant la cure et faire place à l'activité et à l'intégrité des digestions. Mais, par le fait même de l'action directe que l'eau minérale exerce, dans ces circonstances, sur des organes malades, il est essentiel d'en surveiller attentivement les effets et de ne la donner qu'à de très-faibles doses.

Le régime de l'*Hôpital* convient parfaitement aux gens de lettres, chez lesquels les excès de travail occasionnent fréquemment des troubles dans les fonctions digestives. Il faut y soumettre aussi les femmes et les jeunes gens du monde qui, par l'excès des plaisirs, arrivent aux mêmes résultats. Malheureusement, dans ces cas, on ne peut guère que guérir la maladie sans supprimer la cause, et la plupart de ces malades ne reprennent des forces que pour recommencer de plus belle à en abuser. Éternels clients!... — Nous pourrions en dire autant d'un très-grand nombre de buveurs, qui doivent à leurs habitudes irrégulières le principe et le développement de leurs maux, et qui paraissent ne pas comprendre que les eaux peuvent certainement calmer leurs souffrances, mais qu'on ne guérit pas d'une maladie chronique sans une hygiène persévérante et bien ordonnée.

Les femmes atteintes de tumeurs, d'engorgements, de catarrhes ou d'une autre affection de
l'utérus, commencent toutes leur traitement et très-
souvent le terminent par l'eau de l'*Hôpital,* dont
la spécialité d'action est encore ici généralement
admise. Elle est d'ailleurs facile à comprendre en
ce sens que les maladies de matrice s'accompagnent
presque toujours de dérangements plus ou moins
graves de l'estomac et des intestins, et d'une altération marquée dans la santé générale. Aussi voit-
on le plus ordinairement chez ces malades l'amélioration commencer par le rétablissement des
fonctions digestives et le retour graduel des forces.
Quant aux symptômes propres à la maladie, ils sont
plus lents à disparaître, et ne cèdent, quand ils
cèdent, qu'à l'action combinée de tous les éléments
de la médication thermale et aux soins prolongés
qui doivent la favoriser et en assurer les bons effets.
Quand nous parlerons des affections de l'utérus,
nous indiquerons celles qui peuvent être traitées à
Vichy avec succès et celles contre lesquelles l'action
des eaux est impuissante. Dans toutes ces affections,
le temps aide beaucoup le traitement thermal. Il se
produit souvent des améliorations promptes, mais ce
n'est jamais qu'après deux ou trois saisons que les
malades peuvent espérer une guérison durable.

SOURCE DES CÉLESTINS.

La source des *Célestins* est l'objet d'une erreur générale, sur laquelle nous avons déjà appelé l'attention, et que nous croyons devoir, d'abord, rectifier. Nous voulons parler de la quantité d'acide carbonique qu'elle renferme, et qui passe, bien à tort, pour être de beaucoup supérieure à celle des autres sources. Il n'y a pas un buveur à Vichy qui ne partage cette croyance, basée en principe sur le goût piquant et vif que donne l'eau des *Célestins*, mais sanctionnée, il faut le dire, par quelques-uns de nos confrères, qui ont accepté le fait sans prendre la peine de le vérifier, et qui l'ont propagé de la voix et de la plume. Ainsi M. Barthez a reproduit en propres termes, dans son livre (1), l'explication du public : « L'eau de la source des *Célestins*, dit-» il, est la plus chargée de toutes en acide carbo-» nique. » — Il y a ici, nous le répétons, une erreur de goût ; mais celle-là peut et doit se discuter. C'est-à-dire que si l'eau des *Célestins* a une saveur plus piquante, c'est uniquement parce qu'elle est froide, en opposition avec les autres sources naturelles, qui sont toutes thermales.

L'analyse chimique prouve, du reste, formelle-

(1) *Guide pratique aux eaux de Vichy.* 1859.

ment la contre-vérité de la première assertion. Non-
seulement la source des *Célestins* n'est pas la plus
chargée en acide carbonique, mais parmi les sources
naturelles, qui toutes en contiennent moins que les
sources artificielles, elle n'arrive que la quatrième
dans l'ordre des proportions, ce qui, en réunissant
toutes les sources, la renvoie à la neuvième place.
Après elle viennent seulement la *Grande-Grille,* le
Puits Carré et le *Puits Chomel.* Et, mieux que
cela encore, elle ne possède pas même la quantité
d'acide carbonique qu'elle devrait avoir, en vertu
de la loi générale qui en accorde davantage aux
sources froides. C'est ainsi qu'avec une température
de 14 degrés, elle est inférieure, pour la con-
tenance du gaz, à la source de l'*Hôpital*, qui a
30 degrés.

En réunissant ces diverses particularités, que dé-
montrent parfaitement les tableaux analytiques, nous
pouvons noter que la source des *Célestins* se présente comme une exception permanente au régime
général des sources de Vichy.

Source naturelle, elle devrait être thermale, et
elle est froide.

Source froide, elle devrait contenir beaucoup
d'acide carbonique, et elle n'en possède qu'une
quantité relativement très-faible.

La source des *Célestins* doit son nom à un couvent de célestins qui existait jadis en cet endroit,

et dont on voit encore quelques pans de murs ébré-
chés. Elle est située derrière le vieux Vichy, sur les
bords de l'Allier, et à l'extrémité d'un enclos qui
porte aussi le nom du couvent dont il dépendait.
En ce temps-là, l'eau des *Célestins* et toutes les
eaux de Vichy étaient, en quelque façon, la propriété exclusive des religieux du monastère. Ils
avaient le monopole de leur vente, et ils en tiraient
d'assez gros bénéfices; mais comme entre leurs
mains les eaux menaçaient de devenir un peu trop
miraculeuses, la charge d'Intendant fut instituée
par Henri IV, dans le but de les préserver et de
remédier en même temps à d'autres abus.

. Lassonne raconte que, dans le dernier siècle, l'Allier passait tout près des bords de la source et l'inon-
dait périodiquement à l'époque des grandes crues.
Aujourd'hui les dispositions ne sont plus les mêmes :
l'Allier a été détourné de son cours et refoulé à une
distance convenable; on a creusé et abaissé son
fond, et un large quai, pratiqué sur son ancien lit,
met la source à l'abri de ses atteintes. Elle a néanmoins encore été envahie dans ces dernières années,
et submergée pendant plusieurs jours, en pleine
saison thermale, lors des grandes inondations qui
ont ravagé la France ; mais en temps ordinaire cet
accident n'est plus à redouter. La présence de l'Empereur à Vichy, en imprimant une activité définitive
à de nouveaux travaux d'endiguement, a donné à

la source des conditions absolues de sécurité. L'Allier refoulé à une distance encore plus grande et bien encaissé désormais dans un lit unique, coule régulièrement et sans écarts possibles.

La source des *Célestins* jaillit directement du sein d'une roche, énorme masse d'aragonite qu'elle a lentement formée elle-même par ses dépôts successifs. Un large bassin carré, taillé dans la pierre, reçoit les eaux à leur sortie, et un système de pompe les amène ensuite à la hauteur du sol. A quelques pas de la source on a construit une rotonde rustique, qui communique avec la buvette par une galerie couverte, et tout près de là, un pavillon, où l'on peut causer, jouer au billard et lire les journaux. Un petit jardin, dessiné à l'anglaise, au pied même du rocher, qui le menace perpendiculairement et de haut, permet aux buveurs de se promener.—Je laisse à la génération qui nous suivra le soin de raconter les merveilleux ombrages du parc qu'on vient de planter sur le terrassement de la nouvelle digue et qui masque la vue de la rivière. Il faut donner aux arbrisseaux le temps de pousser.— Devant soi on a (on avait!) l'Allier et un paysage auquel rien ne manque ; des pêcheurs à la ligne, des laveuses, du linge blanc, des paysans qui travaillent, des champs labourés, des prairies, des vaches et de grandes montagnes au fond. L'endroit est tout à la fois agréable et pittoresque.

Aussi les buveurs en ont-ils fait un rendez-vous de prédilection.

Dès le matin, on voit arriver ceux qui suivent le régime de la source. Ils boivent d'abord un grand verre d'eau, puis ils s'installent sous la rotonde, allument un cigare, et la conversation commence; conversation en plein vent, libre comme celle des enfants et des malades; c'est la chronique locale, indiscrète et ironique, et comme Guy-Patin disait des goutteux : *Quand ils ne souffrent pas, ils sont à craindre !*... Le soir, les buveurs de toutes catégories s'acheminent vers les Célestins, dans un but de promenade et de distraction. Ils envahissent les baraques des marchands étalagistes qui bordent la route, et ils se livrent surtout au jeu de la toupie hollandaise, dont on entend, sur toute la ligne, les ronflements interminables.

On sait que la source des *Célestins* a contribué plus qu'aucune autre à faire la renommée des eaux de Vichy. C'est autour de sa buvette qu'on a défendu jadis, avec une passion incroyable et une soif de démon, certaines théories médicales sur la guérison de la goutte et de la pierre; assauts déplorables, où les combattants jouaient leur vie, comme M. Jourdain faisait de la prose, et dont la plupart ont payé chèrement les suites. C'était l'époque où un grand nombre de buveurs, désespérant de pouvoir calculer de mémoire la quantité d'eau qu'ils ingéraient

dans la journée, avaient l'habitude de mettre dans
leurs poches, après chaque verre, un petit caillou
commémoratif. Aujourd'hui cette fièvre est plus
calme, quoiqu'il reste encore à Vichy beaucoup de
malades imprudents ou mal conseillés ; mais la réputation des Célestins s'est conservée entière : elle
vivra même plus longtemps que la source, qui s'épuise
de jour en jour et menace de disparaître.

Le rendement de la source des *Célestins,* com-
paré à ceux des autres sources de Vichy, est insignifiant. En 1820, il était de 500 litres par vingt-
quatre heures ; plus tard, en 1843, il était descendu
à 350. Des travaux exécutés à cette époque, avec
beaucoup d'art et d'habileté, par M. l'ingénieur
François, le reportèrent à son ancien chiffre ; mais
depuis il a encore diminué progressivement, jusqu'à
300 et 250 litres. Parfois même, en été, pendant
les grandes chaleurs, la source n'a plus de débit et
se trouve fermée pour les buveurs de l'après-midi.
Son jet est en tout temps d'une lenteur extrême et
a de la peine à se produire, à travers un orifice
embarrassé : circonstance fâcheuse qui, en favorisant les dépôts d'incrustations, obstrue davantage
l'ouverture et s'oppose de plus en plus au libre
écoulement de l'eau. Et malheureusement la situation de la source, au sein de la roche, ne permet
plus de porter remède à cet état de choses, par la
crainte même qu'il y aurait de voir son orifice se

fermer tout à fait, à la suite du plus petit dérangement. La source des *Célestins* est condamnée à
s'éteindre lentement, et ce serait là certainement
un fait regrettable, si la nouvelle source, découverte
récemment, n'était venue fort heureusement pour
la remplacer.

La température de l'eau des *Célestins*, naturellement basse, est encore diminuée par la lenteur de
son jet. Nous l'avons dit, plus le jet d'une source
est rapide, moins l'eau a le temps de se refroidir,
et plus elle est chaude. Cette température est en
même temps très-irrégulière, au point de varier,
dans les expériences de M. François, entre 8 et
22° centigrades. Ces différences s'expliquent d'ailleurs dans une certaine mesure, et tiennent en
partie au séjour plus ou moins prolongé de l'eau
dans le bassin qui la reçoit. M. Bouquet, de son
côté, a trouvé 14 degrés; c'est le chiffre que nous
avons donné et qui nous paraît être celui de sa température normale. Là, d'ailleurs, est la cause à peu
près unique des diverses qualités qui distinguent
l'eau des *Célestins*. Étant froide, elle est d'autant
plus sapide que la chaleur de l'air est plus grande,
l'acide carbonique se dégage moins facilement et
avec de petits éclats; l'eau est petillante, très-agréa-
ble au goût et très-appréciée par les buveurs. Et
nous pourrions dire : A quoi tiennent les destinées
des théories médicales!... Si M. Petit eût transporté

sa méthode de boire à outrance, pour le traitement
de la goutte, à toute autre source qu'à celle des
Célestins, il est probable qu'elle n'aurait pas eu
tant de succès, et que les buveurs, dégoûtés, auraient montré pour elle moins d'ardeur et plus de
tempérance.

Les personnes qui fréquentent spécialement la
source des *Célestins*, en dehors des goutteux, sont
celles atteintes de gravelle, de coliques néphrétiques et d'affections chroniques des voies urinaires.
En général, chez ces malades, les voies digestives
sont en parfait état de conservation, et la plupart,
les goutteux et les graveleux surtout, digèrent l'eau
sans peine, et à des doses vraiment énormes. Cependant l'eau des *Célestins* est fortement stimulante, et sa température inférieure contribue pour
une bonne part à la rendre telle, de façon que pour
peu qu'il y ait de susceptibilité dans les organes
digestifs ou dans la nature des malades, son emploi
devient difficile et même dangereux. Elle a surtout
pour effet de provoquer facilement des symptômes
de congestion vers la tête, avec céphalalgie, étour-
dissements, battements des tempes et troubles de la
vue. Il faut se mettre en garde contre ces accidents
encéphaliques, qui se présentent assez souvent avec
un caractère de sérieuse gravité. Un autre effet plus
constant de l'eau des *Célestins* et plus marqué que
le précédent, c'est d'agir directement sur les or-

ganes urinaires et de tendre à les exciter. Aussi, si dans les cas de goutte ou de gravelle légère et atonique, on peut sans inconvénient, pourvu que l'état de la constitution ne présente pas de contre-indication, pourvu surtout qu'on la boive à petites doses, l'administrer dès le début du traitement, il n'en est plus de même dans les affections propres des reins et de la vessie. On risquerait de voir se réveiller tous les symptômes d'acuité, avec exaspération dans les douleurs et dans la marche de la maladie.

Sur douze malades atteints de catarrhes de la vessie, que nous avons traités à l'hôpital militaire de Vichy, aucun n'a pu supporter l'eau des *Célestins* dès le début. Tous nous ont présenté des accidents de réveil : douleurs vives du col, cuisson en urinant, urines purulentes ou sanguinolentes, qui nous ont forcé de recourir, pendant un temps plus ou moins long, à l'eau de l'*Hôpital* ou de la *Grande-Grille*. Cinq malades, affectés de néphrite calculeuse, ont éprouvé une exaspération analogue des divers symptômes. — Chez trois malades, en ville, ayant la gravelle, nous avons vu survenir des douleurs lombaires, avec accidents de néphrite et diarrhée ; chez un autre, qui avait eu deux ans auparavant un accès de colique néphrétique, suivi de l'émission d'un calcul, l'accès a menacé de se reproduire, et n'a été éloigné que par la suspension momentanée du traitement. C'est ici le cas de rap-

peler les sérieuses paroles de Prunelle : « L'eau des
» *Célestins* fait souvent disparaître les coliques né-
» phrétiques ; mais plus souvent elle les réveille. »

Il est donc très-important, sans penser à nier
l'action salutaire de l'eau des *Célestins,* d'en surveiller attentivement les effets, et de ne la prescrire
qu'avec une grande réserve. Notons aussi que les
divers accidents dont nous venons de parler, et qui
lui sont propres, cessent d'ordinaire quand on arrête son emploi, ou ne se produisent pas, si on a
eu le soin de préparer le malade par l'usage anté-
rieur d'une source moins excitante. La *Grande-
Grille* ou l'eau de l'*Hôpital* sont de nature à remplir parfaitement cette dernière condition, et nous
ne craignons pas de poser comme une règle d'une
bonne pratique de toujours commencer par l'une
de ces sources le traitement des maladies de l'appareil urinaire.

Dans tous les cas, du reste, l'eau des *Célestins,*
en raison de ses propriétés stimulantes et énergiques, doit être prescrite en quantité très-modérée.
C'est encore là le meilleur moyen d'assurer son efficacité, en prévenant tout accident. — Chose singulière, que de toutes les sources de Vichy, celle qui
veut être prise avec le plus de précaution et aux
doses les plus faibles soit précisément celle dont
on a tant abusé et dont on abuse le plus encore !
C'est une erreur fâcheuse, dont on n'aperçoit sou-

vent pas les dangers immédiats; mais qui, par la suite, se règle toujours au détriment des malades. L'expérience a prouvé depuis longtemps cette vérité, sur laquelle il est bon d'appeler les sérieuses réflexions des buveurs.

NOUVELLE SOURCE DES CÉLESTINS.

La source actuellement dite *Nouvelle des Célestins* est la troisième qui a déjà porté ce nom et celle qui définitivement paraît devoir le conserver. La première fut découverte, il y a quelques années, à 10 mètres environ de l'ancienne, et saluée et entourée de soins particuliers à son apparition. Elle fut jaugée et analysée, et c'est à elle que se rapportent les résultats chimiques qui figurent dans les tableaux de M. Bouquet. Mais on s'aperçut bientôt que ce que l'on avait pris pour une source paraissait n'être que le résultat d'une infiltration, répandue sur une large surface, et qui ne tarda pas, en effet, à se faire jour dans un autre point, par une masse d'eau beaucoup plus considérable. Ce fut la seconde *Nouvelle des Célestins,* dont les travaux d'aménagement furent confiés à M. l'ingénieur Pigeon. Le premier soin de M. Pigeon fut de poursuivre résolûment l'infiltration et de ne s'arrêter que lorsqu'il aurait découvert la véritable origine de la source. Il la découvrit, en effet, au mois d'avril 1858. De-

puis il a dépensé pour elle sa sollicitude et son
talent; il l'a mise dans une espèce de sanctuaire,
au fond d'une grotte artificielle, qui est une merveille de goût et de hardiesse; mais comme on a
autant de droit à l'injustice des hommes quand on
découvre une source que lorsqu'on découvre un
monde, M. Pigeon reste le Christophe Colomb de
la troisième *Nouvelle des Célestins.*

Elle est située sur le même emplacement que l'ancienne source, dans le même petit jardin anglais, et
elle jaillit directement du même rocher. L'eau, que
l'on voit sourdre au niveau du sol, est reçue dans
une petite conque qu'on lui a taillée dans la pierre,
et s'échappe ensuite par des conduits souterrains. On
arrive à la buvette à travers un large vestibule, qui
s'incline légèrement et paraît s'agrandir, à la faveur
d'un jour à demi voilé. Sur le devant de la grotte,
M. Lefaure, architecte du Gouvernement, a fait
construire un corps de bâtiment, en forme de por-
tique, percé de grandes arcades vitrées, qui s'har-
monise parfaitement avec le site extérieur. Seule, la
couleur bleue des verres nous paraît défectueuse,
encore qu'on l'ait choisie pour augmenter, en l'as-
sombrissant, la profondeur de la grotte. « A l'extérieur elle est disgracieuse, disait un goutteux,
comme des lunettes bleues sur une face humaine. »
Nous ajoutons, avec plus de sérieux, qu'à l'intérieur, elle pèse sur la tête des buveurs et leur donne

le vertige. Sur tous les autres points, il faut rendre justice à l'administration, qui n'a rien négligé pour placer la source dans les meilleures conditions de convenance et d'agrément, et la rendre digne de l'emplacement qu'elle occupe.

Nous avons peu de chose à dire sur l'eau de la nouvelle source, qui n'a pas encore été analysée. Son rendement, d'après les renseignements que nous devons à M. Pigeon, paraît être de 7,000 litres environ par jour. Quant à son usage, il semble destiné à remplacer celui de l'ancienne source. Cependant il ne faut pas croire que la composition chimique de l'eau nouvelle soit égale à celle de l'ancienne. Elle lui ressemble, sans doute, mais comme toutes les eaux de Vichy se ressemblent entre elles, sauf pourtant qu'elle jaillit du même rocher, et voilà certainement la meilleure raison de l'analogie qu'on a voulu lui prêter. Les anciens buveurs, du reste, ne s'y sont pas trompés, et depuis trois ans que la fontaine est ouverte, tous sont restés fidèles à la première buvette, dont l'eau plus agréable, et sans arrière-saveur d'encre, désaltère beaucoup mieux. Nous constatons le fait, sans toutefois l'approuver.

L'eau de la *Nouvelle source des Célestins* nous a paru, au contraire, avoir sur celle de l'ancienne l'avantage d'être beaucoup moins excitante. Nous ne lui avons pas reconnu une action aussi énergique

sur les organes urinaires, ni cette tendance à provoquer des mouvements encéphaliques, que nous
signalions tout à l'heure comme un motif de grande
prudence. On peut, croyons-nous, la prescrire plus
facilement au début du traitement. Elle est d'ailleurs très-légère et les malades la digèrent bien. Sa
température est plus élevée que celle de l'ancienne,
et elle paraît aussi contenir plus de fer, à en juger
par l'enduit ocreux qu'elle dépose sur les parois de
la fontaine. Mais nous n'indiquons ici que des ap-
proximations et des probabilités : c'est à l'analyse
chimique à nous donner la véritable composition
de l'eau nouvelle, et à l'expérience clinique de
nous fixer sur ses propriétés thérapeutiques particulières.

SOURCE LUCAS.

La source *Lucas*, du nom d'un des derniers
inspecteurs des eaux, prend quelquefois aussi le
nom d'une autre source, dite des *Acacias*, qui existait jadis séparée d'elle et qui lui a été réunie. Elle
est située en face de l'hôpital militaire, à 150 mètres environ à l'est du grand établissement thermal. Son point d'émergence, unique maintenant,
est profondément placé à 7 ou 8 mètres sous terre.
Il faut descendre, pour le voir, à travers un escalier roide, dans un caveau sombre, où fonctionne

un large système de pompes, lesquelles, prenant l'eau à sa sortie, la renvoient dans les réservoirs de l'établissement. Une autre pompe, plus petite, sert à élever l'eau perpendiculairement, pour les besoins de la buvette, à un mètre au-dessus du sol extérieur. Là elle jaillit, au moyen d'un robinet, dans une petite conque de pierre, d'où elle retombe par un tuyau dans le bassin primitif. Avec cette disposition, la fontaine *Lucas* a une apparence plus que modeste. On a enfermé le petit corps de pompe, qui la représente, sous une espèce de guérite en bois, à peine grande pour la loger et au fronton de laquelle le nom de la source est écrit à l'encre noire. Alentour, aucun abri ni lieu de repos pour le buveur, qui est obligé de boire son verre d'eau et de se sauver au plus vite, pour échapper aux ardeurs d'un soleil caniculaire. Il est vrai que cet aménagement, la guérite comprise, n'est que provisoire; mais voilà bien peut-être son plus grand tort, parce qu'il a plus de chances de durer longtemps. — Il dure en effet.

Le rendement journalier de la source *Lucas* a présenté, suivant les époques, d'assez grandes irrégularités, et n'est pas le même, suivant qu'on le mesure au niveau du puits ou à l'orifice même de la source. En 1851, M. Dufresnoy, inspecteur général des mines, trouva à ce dernier point 81,720 litres et seulement 22,700 au niveau supérieur. Quelques jaugeages exécutés ensuite, mais peut-être mal exécutés, ont porté ce rendement à 200 et 300,000 litres. Actuellement, la source donne, à la limite d'aspiration des grandes pompes, 86,000 litres.

Cette grande quantité d'eau est employée, à peu près exclusivement, à alimenter les baignoires de l'établissement thermal. Par suite de dispositions récentes, la source *Lucas* fournit encore, concurremment avec le *Puits Carré*, au service de l'hôpital militaire, dont le système balnéaire vient d'être terminé. La buvette, qu'on n'a installée et ouverte réellement au public que dans les deux dernières saisons, est encore peu fréquentée par les buveurs et n'absorbe qu'une quantité d'eau insignifiante.

L'eau de la source *Lucas* a, d'après M. Bouquet, une température de 29° centigrades. Elle nous a donné à nous 29°,8. Elle possède une odeur caractéristique d'hydrogène sulfuré, qui, à certains jours surtout, devient très-sensible, mais qui s'évapore très-promptement. Il suffit même de garder le verre à la main, pendant moins d'une demi-minute avant de la boire, pour que le goût n'en soit pas atteint. Sa saveur est légèrement fade, moins pourtant que celle des diverses sources thermales de Vichy, et cela tient sans doute à la grande quantité d'acide carbonique qu'elle contient. Sous ce rapport, la source *Lucas* présente une exception inverse de celle des *Céles-*

tins. En examinant les tableaux analytiques, on voit que ses proportions gazeuses sont supérieures de plus de moitié à celles des sources naturelles, et qu'elles atteignent, en les dépassant quelquefois, celles des sources froides et artificielles. C'est probablement à cette cause qu'il faut attribuer l'action vive qu'elle exerce sur la muqueuse gastrique, et la sensation de chaleur à l'épigastre qu'elle développe chez certains malades. Mais si l'eau de la source *Lucas* se rapproche des sources artificielles par la grande quantité d'acide carbonique, elle rentre dans la loi des sources naturelles par l'abondance de ses principes minéralisateurs, double circonstance à laquelle elle doit d'être, à tous égards, la plus riche et, en quelque sorte, comme le prototype des eaux de Vichy.

Elle ne paraît pas, au point de vue thérapeutique, posséder aucune action spéciale, ou du moins les essais tentés dans ce but n'ont-ils pas été assez nombreux pour permettre de lui en assigner. Nous croyons cependant qu'en raison même de sa richesse minérale et gazeuse, elle est appelée à rendre beaucoup de services. Nous l'avons employée avec succès dans quelques cas d'affections intestinales, où l'eau de l'*Hôpital* n'était pas tolérée, et particulièrement contre une dyspepsie avec diarrhée, suite d'une fièvre typhoïde, qui avait considérablement diminué les forces du malade. Elle a une aptitude remarquable à stimuler l'action digestive, sans provoquer ni douleurs de tête ni vertiges. Aussi elle nous paraît très-indiquée dans tous les cas où les premières voies sont, en quelque sorte, plus embarrassées que malades, chez les personnes particulièrement disposées à la sécrétion de la lymphe, et toutes les fois qu'à une grande atonie des fonctions intestinales se joignent le relâchement de l'organisme et un embonpoint sans dureté.

Anciennement la source *Lucas* s'appelait crûment, à Vichy, la source des *Galeux*, et certaines expériences de Prunelle font croire que ce n'est pas sans motif qu'on lui avait donné ce nom. On avait dû lui reconnaître, sinon la faculté de guérir la gale proprement dite, au moins une certaine action spéciale contre les maladies de la peau. Son odeur d'hydrogène sulfuré a peut-être été le point de départ de cette opinion, qui d'ailleurs n'a rien de déraisonnable, surtout si l'on considère les services signalés que la médication alcaline rend, tous les jours, contre ces mêmes affections. Il est vrai que l'expérience de nos confrères et nos propres observations ne la confirment pas absolument. Cependant, nous devons dire que, chez quelques malades de l'hôpital militaire atteints de dyspepsie, et qui présentaient en même temps diverses éruptions cutanées, nous avons vu la peau se dépouiller d'une façon complète. Un fait remarquable nous a été fourni par un officier de marine qui avait rapporté des colonies, en même temps qu'une gastralgie dyspeptique, une éruption confluente de papules plates, arrondies, rougeâtres, occupant toute l'étendue du tronc et ayant de très-près l'aspect de syphilides; maladie très-commune, à ce qu'il paraît, dans les pays chauds, où elle a reçu le nom de *bourbouille*. A la fin du traitement thermal, l'éruption avait considérablement diminué, les papules s'étaient éteintes et la peau avait repris à peu près sa coloration normale. Notons encore qu'ayant fait personnellement usage de l'eau de *Lucas* pendant une quinzaine de jours, nous lui avons reconnu une tendance remarquable à agir sur la peau et à provoquer des sueurs abondantes.

En tenant compte de ces données et en considérant que les eaux de Vichy, en dehors de leur composition alcaline, contiennent encore une quantité notable d'arséniate de soude, nous né sommes pas éloigné d'admettre qu'il puisse y avoir quelque chose de vrai dans l'opinion des anciens médecins. Parmi les maladies de la peau, il y en a beaucoup qui dépendent, plus ou moins directement, d'une affection intestinale ou de telle disposition vicieuse des voies digestives. C'est principalement dans ces cas que l'eau de la source *Lucas* nous paraît devoir être utilement employée, et que l'expérience peut amener des résultats favorables.

§ 2. *Sources artificielles*.

Rappelons brièvement les quelques propositions générales que nous avons déjà consignées.

Les sources artificielles de Vichy ne possèdent qu'une thermalité relative.

Elles sont moins minéralisées et plus gazeuses que les sources naturelles.

Trois parmi elles se distinguent par une proportion plus grande de bicarbonate de protoxyde de fer, qui leur a valu le nom de sources ferrugineuses.

Cette proportion ne dépasse pas, limite *maximum*, le chiffre de 0,027 par litre.

Toutes les sources artificielles sont récentes.

C'est en 1844 que le premier forage fut exécuté à Vichy par MM. Brosson, et produisit le *Puits Brosson* ou la source du *Parc*. Après celui-là vinrent les autres; seulement, comme on craignit, à tort ou à raison, que ces voies nouvelles ouvertes à l'écoulement des eaux ne vinssent diminuer le rendement des anciennes sources, un décret du Gouvernement provisoire, en 1848, défendit le percement de puits artésiens dans un périmètre convenablement étendu.

PUITS BROSSON.

(*Source du Parc.*)

Le puits *Brosson*, placé en face et un peu sur la droite de l'établissement thermal, n'est distant du *Puits Carré* que de 200 mètres environ. Il était situé d'abord sur un petit terrain contigu au *Parc*, et qui depuis lui a été réuni, en même temps que lui-même a pris le nom de source du *Parc*. Le forage qui lui a donné naissance fut poussé jusqu'à une profondeur de 48 mètres. A ce point, la sonde fit jaillir une masse considérable d'eau, dont l'écoulement sembla se faire, dans les premiers temps, au préjudice du *Puits Carré*. De là vinrent des craintes exagérées peut-être, et des contestations plus ou moins fondées s'élevèrent entre l'État et MM. Brosson. Il est difficile, en effet, de comprendre comment une voie artésienne pourrait porter atteinte aux sources naturelles, quand on sait que celles-ci, au sortir de la roche primitive et dans tout leur trajet à travers les terrains d'alluvion qui comblent le bassin de Vichy, laissent déposer des matières minérales, qui se concrètent autour d'elles et leur forment un tuyau complet d'isolement. Il faudrait pour cela que la sonde rencontrât précisément cette cheminée protectrice ; mais de fait, après les

travaux de captage exécutés auprès du *Puits Carré,*
quand on eut abaissé son point d'émergence et débar-
rassé son orifice des concrétions qui l'obstruaient, le
rendement de cette source prit une extension plus considérable que jamais. D'autre part, le puits *Brosson,*
qui avait coulé d'abord avec tant d'abondance, diminua progressivement son débit, puis présenta des
intermittences plus ou moins longues qui ont toujours
continué et sont devenues son régime permanent.

Cette dernière circonstance a toujours rendu le
jaugeage de la source très-difficile. Son rendement
journalier, que M. Radoult avait porté à 66,000 litres, n'a été évalué qu'à 48,500 litres par M. François, et ce dernier chiffre paraît être le plus réel.
Ses intermittences sont très-irrégulières, sans loi
ni règles fixes entre les temps d'écoulement et les
temps d'arrêt. On l'a vue couler quelquefois, sans
discontinuité, pendant vingt et vingt-cinq jours;
d'autres fois aussi elle s'est arrêtée pendant des périodes aussi longues. Cependant, d'après les observations et les calculs de M. Dufresnoy, l'intermittence normale présente, le plus ordinairement, une
durée de quarante-cinq à cinquante-cinq minutes.
Tous les trois quarts d'heure ou toutes les heures
les jaillissements se manifestent, accompagnés de
violentes détonations et précédés d'une émission
considérable de gaz. L'eau monte ensuite et se pré-
cipite par jets brusques et saccadés et comme à la

suite de soufflements réitérés. Pour les besoins de la buvette, on a établi une pompe qui la verse, par la gueule d'une longue couleuvre recourbée, dans un bassin de marbre, élevé d'un mètre et demi environ au-dessus du sol. La fontaine, située sur la droite du parc, est placée sous un grand hangar, construit en forme de pavillon et porté par des colonnes de bois.

L'eau de la source du *Parc* est surtout employée pour le service des bains de l'établissement. Elle a une température de 22 à 23° centigrades, et elle se distingue par un goût très-prononcé d'hydrogène sulfuré. Sa composition se rapproche beaucoup de celle des anciennes sources, dans l'enceinte desquelles elle a été trouvée, sauf pourtant une quantité beaucoup plus considérable d'acide carbonique libre qu'elle renferme. Nous ne lui connaissons pas de propriétés thérapeutiques particulières, et peu de malades en font usage. Cependant, on voit venir à sa fontaine quelques personnes atteintes de paresse stomacale ou d'affection atonique des intestins ; d'autres, dont les voies aériennes sont fatiguées ou plus ou moins endommagées, par suite d'irritations chroniques et de catarrhes ou qui portent sur le corps diverses traces de maladies de la peau. Pour notre compte, nous ne l'avons jamais prescrite, lui préférant, dans les cas où elle semblerait indiquée, l'eau de la source *Lucas*, avec laquelle d'ailleurs elle a beaucoup d'analogie.

PUITS LARDY.

Le puits *Lardy* est situé dans l'enclos de l'ancien couvent des célestins, et doit à cette situation d'être nommé aussi source de l'*Enclos des Célestins*. Il n'y a pas dans tout Vichy un endroit plus agréable et mieux disposé que celui-là : sur les hauteurs d'un rocher, un grand parc planté d'arbres de haute futaie et d'arbustes fleuris et odorants, avec de larges allées sablées, où les buveurs trouvent tout à la fois une promenade facile, un abri contre les ardeurs du soleil et une vue délicieuse. C'est une succursale du parc du grand établissement, mais moins bruyante, plus accidentée et plus favorable à l'isolement et à l'intimité. On y vient, dans la journée, se reposer à l'ombre des grands noyers, ou on s'installe, près de la source, dans des kiosques disposés pour la lecture des livres et des journaux. Le soir, les allées se garnissent de chaises, sur lesquelles les buveurs respirent l'air frais et pur et causent, par petits groupes, « sous le ciel sans nuages ». Nous ne vantons pas l'Enclos des Célestins seulement parce qu'on y trouve les plaisirs de la vue et le charme des sensations ; mais quand la nature dispose l'esprit au calme et à la sérénité, elle contribue bien plus efficacement à ramener la santé du corps.

Ainsi passent pourtant les choses les plus belles et les plus utiles, et voilà un bel exemple de prose perdue! Depuis que, pour la première fois, nous avons imprimé ces lignes, le parc Lardy a disparu. On l'a coupé tout au centre par une large route empierrée, carrossable et bordée de murs blancs. La source d'un côté, seule, isolée; de l'autre, les arbres qui restent et qui versent l'ennui et leurs feuilles jaunies sur les allées solitaires. Adieu donc le pittoresque et l'agrément! Et cela s'est fait sans utilité, sans nécessité, sans but; vandalisme et absence de goût!...

Le puits *Lardy* est le plus pénétrant des puits artésiens de Vichy; il va jusqu'à 150 mètres, en centre de terre. De cette grande profondeur, les eaux ramènent une certaine quantité de sables et de graviers, que la force expansive de l'acide carbonique soulève et chasse devant elle. L'eau monte par un tuyau d'ascension et se déverse, au moyen d'un griffon, dans une vasque en lave qu'elle recouvre de ses dépôts et sédiments ocreux. Dans les commencements, elle jaillissait avec une assez grande abondance. Son rendement journalier était de 20,000 litres; mais, dans les années suivantes, on l'a vu décroître à 17, à 12, à 10, et maintenant il n'est plus que de 7,000 litres.

L'eau du puits *Lardy* a une température de 23° centigrades. Elle a la saveur prononcée des sels

de fer et l'odeur hydro-sulfureuse. Son action sur
la muqueuse stomacale est vive et stimulante, et les
malades la digèrent très-bien. Mais elle développe
souvent après elle des céphalalgies violentes et divers autres troubles nerveux, suivant les suscepti-
bilités particulières ; ce qui fait qu'on ne doit la
prendre qu'avec précaution et à petites doses. Les
petites doses, du reste, nous ne craignons pas de
le répéter, doivent être observées auprès de toutes
les fontaines de Vichy ; et si nous revenons sur ce
point avec insistance, c'est que les déceptions qui
accompagnent souvent le traitement thermal ont
pour cause principale l'intempérance des buveurs.

Les malades qui viennent à la buvette du puits
Lardy sont très-nombreux et très-divers. Dans un
des kiosques qui avoisinent la fontaine, les pro-
priétaires ont eu l'idée de mettre une espèce de
registre d'observations, que tout le monde peut voir
et consulter, et sur lequel les buveurs inscrivent
eux-mêmes les détails de leurs maladies et du traitement qu'ils ont suivi. Il y a naturellement dans
ces récits de magnifiques et puissantes hyper-
boles : c'est un hymne perpétuel à la naïade de
l'endroit, chanté dans toutes les langues et sur tous
les tons de l'emphase, de l'admiration et de la re-
connaissance. Un grand nombre de malades sont
des transfuges d'une autre source, et s'il fallait les
croire, l'eau de *Lardy* réunirait les propriétés spé-

ciales attribuées aux diverses fontaines de Vichy et posséderait seule le don de guérir. Cependant, en faisant la part la plus large à l'exagération, on trouve encore dans ce recueil un grand fond de renseignements utiles et qui concordent avec l'expérience médicale. Qu'y a-t-il d'étonnant, au reste, qu'une eau minérale qui possède une double propriété reconstituante, et par le fer qu'elle contient en quantité suffisante et par l'action stimulante qu'elle exerce sur la muqueuse intestinale, puisse être très-efficace dans la plupart des maladies chroniques, qui s'accompagnent le plus ordinairement de désordres dans les digestions, de nutrition incomplète ou mauvaise et d'un appauvrissement plus ou moins considérable du sang?

L'eau de la source *Lardy* peut remplacer avec avantage, pendant un temps limité, ce que dans la médecine générale on appelle le traitement analeptique: les amers et les ferrugineux. Elle est spécialement indiquée contre la chlorose, l'aménorrhée, la débilité qui suit les grandes pertes de sang et dans tous les cas où la constitution étant affaiblie, sans lésion organique appréciable, il suffit de réveiller l'énergie des fonctions digestives pour que le malade, assimilant davantage, recouvre la plénitude de ses forces. Les enfants, les femmes, les jeunes filles en font particulièrement usage, et parmi celles-ci on remarque beaucoup d'Anglaises et

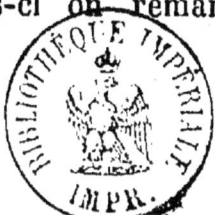

beaucoup de belles dames, qui portent d'un air do-
lent les fatigues du monde et les regrets d'avoir
trop aimé les fêtes, le bal et l'accessoire...

Il est des malades atteints d'affections intestinales
sans irritation, qui, après avoir commencé le traitement à la source de l'*Hôpital*, viennent le terminer très-avantageusement à la source *Lardy*. Il en
est d'autres pour lesquels il est plus utile encore de
le commencer directement par cette dernière : cela
se remarque surtout dans certaines dyspepsies indolentes.

Une des propriétés les meilleures et les plus in-
contestables de la source *Lardy*, c'est l'action salutaire qu'elle exerce contre la cachexie paludéenne,
lorsqu'on l'administre concurremment avec l'eau de
la *Grande-Grille*. Nous l'avons expérimenté sur de
nombreux malades de l'hôpital militaire, chez lesquels les fièvres d'Afrique avaient laissé des traces
profondes, et toutes les fois que l'état des voies
digestives nous a permis l'emploi de la source
Lardy ou de la source de *Mesdames*, le traitement
thermal a réussi beaucoup mieux que si le malade
eût été laissé à l'usage unique de la *Grande-Grille*.
Le raisonnement d'ailleurs se joint à l'expérience
pour recommander cette pratique.

Si l'on admet, en effet, d'après les études physiologiques les plus récentes, que la rate a pour
action de faire passer du blanc au rouge les glo-

bules sanguins, et que les engorgements de cet
organe, en entravant ses fonctions, amènent la
présence des globules blancs dans la masse du
sang, — et cela s'accorde avec les résultats pathologiques, — il est évident qu'il doit être très-avantageux d'essayer sur l'économie la double action
reconstituante dont nous venons de parler, des
sels de fer et de la stimulation gastro-intestinale.

PUITS DE MESDAMES.

Il est situé à 1,500 mètres environ de Vichy, sur
la route de Cusset, entre celle-ci et la rive gauche
du Sichon, et à l'extrémité de l'allée de peupliers,
dite allée de Mesdames, en l'honneur de Mesdames
Adélaïde et Victoire, auxquelles la station thermale doit ses premiers embellissements. Foré par
M. Brosson, peu de temps après la découverte de
la source *Lardy,* il fut acheté ensuite par la compagnie fermière, qui en amena les eaux jusqu'à
Vichy. Pour cela on a construit, à l'ouverture du
tube ascensionnel, un bassin circulaire où celles-ci
se déversent et d'où elles s'échappent par une conduite en fonte. Au-dessus du bassin, un appareil
hydraulique comprime fortement l'acide carbonique qui tendrait à se dégager, et le chasse dans
le tuyau conducteur avec les eaux, que lui-même,
par sa force expansive, contribue ensuite à en-

traîner. Ainsi se trouvent réalisées, autant que possible, les conditions naturelles des sources minérales jaillissantes, qui n'arrivent à niveau de terre que sous la pression ascensionnelle de l'acide carbonique; et l'eau, par cette même disposition, est moins exposée à perdre ses éléments minéralisateurs dans le trajet qu'elle parcourt jusqu'à Vichy.

La fontaine de *Mesdames* vient s'ouvrir dans la galerie des sources du grand établissement, à l'extrémité opposée à celle qu'occupe la *Grande-Grille*. Elle est formée par deux bassins de petite dimension, placés l'un au-dessus de l'autre et portés sur une assise en maçonnerie. Le bassin inférieur, plus grand, est d'une coupe élégante et gracieuse; mais le supérieur, vraiment, a les proportions, la tournure et l'aspect fâcheux d'une marmite. Le public des buveurs n'est pas sans s'apercevoir et s'égayer un peu de cette étrangeté artistique. C'est dans celui-là que l'eau jaillit et qu'on la puise pour les besoins de la buvette. Elle se déverse ensuite en cascade par-dessus ses bords, et recouvre toute la fontaine de ses dépôts rougeâtres.

Le débit de la source, calculé au point d'émergence, est de 15,000 litres par jour; sa température est de 16 degrés. Son eau, quoique un peu moins chargée de substances minérales, est d'une composition assez analogue à celle du puits *Lardy*.

Elle a comme celle-ci des proportions très-fortes d'acide carbonique et de fer. Dans les commencements, elle avait même paru lui être supérieure sous ces rapports; mais les analyses chimiques de l'eau de *Mesdames* ont été faites à la naissance même du puits, et nous sommes porté à croire qu'elle arrive à l'établissement un peu éventée et après avoir perdu quelques-uns de ses principes. Quel que soit le soin qu'on ait apporté dans la construction de l'appareil hydraulique, il est impossible qu'il puisse empêcher toute évaporation de l'acide carbonique. Le tuyau en fonte qui amène les eaux est, en effet, recouvert, dans les premiers mètres de son étendue, d'une couche très-épaisse de sédiments ocreux, indice irrécusable de cette évaporation et d'une certaine déperdition des sels de fer. Il serait à désirer, pour être fixé sur la vraie composition de l'eau de *Mesdames,* que l'analyse en fût faite à son arrivée à l'établissement thermal. Toujours est-il qu'elle n'a ni le goût piquant que ses grandes proportions gazeuses devraient lui donner, ni la saveur ferrugineuse aussi prononcée que celle du puits *Lardy.* Elle est moins stimulante que cette dernière et ne donne pas lieu aussi facilement à des céphalalgies et à divers troubles nerveux; mais elle est plus indigeste, et un grand nombre de malades ne peuvent pas la supporter. Elle pèse alors sur l'estomac avec la lourdeur d'une pierre, et

6.

son ingestion est suivie de ballonnement du ventre,
de coliques et de violentes diarrhées.

Les applications thérapeutiques de l'eau de *Mesdames* sont les mêmes que celles de l'eau de *Lardy*.
Elle est indiquée dans les mêmes affections, le
même personnel de malades fréquente sa buvette,
les personnes seules varient, suivant que leurs dispositions maladives et les exigences particulières de
leurs tempéraments s'accommodent mieux de l'une
ou de l'autre des deux sources. Nous avons assez
dit, du reste, que l'application thérapeutique des
diverses sources de Vichy est, avant tout, une question d'idiosyncrasie physiologique ou pathologique.

PUITS D'HAUTERIVE.

Le petit village d'Hauterive, situé sur la rive
gauche de l'Allier, à 5 kilomètres de Vichy, possé-
dait autrefois des sources naturelles dont il est fait
mention dans les anciens livres de médecine. Ces
sources avaient cessé de couler depuis longtemps,
lorsqu'en 1844 MM. Brosson les retrouvèrent, en
quelque sorte, en pratiquant sur leur ancien emplacement le forage qui a donné naissance au puits
actuel. C'était une bonne fortune, qui fit pendant
quelque temps d'Hauterive une station thermale, à
côté de Vichy. On construisit un petit établissement
contenant quatre baignoires, dans l'espérance d'y

voir venir des malades; on nomma même un méde-
cin-inspecteur; puis la compagnie fermière acheta
la nouvelle source, qui devint avec son établissement la propriété de l'État.

Le puits d'*Hauterive* est le troisième des puits
artésiens ferrugineux, et de beaucoup le plus important des trois par l'abondance de son débit.
Unique dans l'origine et n'ayant qu'un seul jet, il
donnait journellement 86,000 litres. Plus tard, son
jaillissement se trouva divisé et fournit à un nouveau puits, pratiqué à 2 ou 3 mètres de distance
du premier. L'un et l'autre sont connus actuellement sous les noms de *Grande-Source* et source de
la *Galerie*.

La *Grande-Source* est spécialement affectée à la
fabrication du bicarbonate de soude. Elle jaillit
dans une cavité close, destinée, dans le principe,
à contenir la grande quantité d'acide carbonique
qu'elle fournit, et à rendre par là cette fabrication plus facile. Son rendement journalier est de
29,660 litres.

La source de la *Galerie,* dont le débit n'est que
de 24,000 litres, se déverse dans un petit bassin
circulaire, placé sous la galerie ou le péristyle de
l'établissement, et sert uniquement à l'expédition
des eaux en bouteilles.

Il n'y a pas à Hauterive de buvette, et les malades
n'y viennent que dans un but de promenade. La

compagnie fermière avait eu jadis l'idée d'amener ses eaux à Vichy, et ce projet aurait eu certainement des avantages, eu égard à leur excellente composition; mais il ne faut pas trop le regretter peut-être, en pensant qu'elles auraient pu laisser dans le trajet une partie de leurs principes. M. Durand-Fardel estime qu'elles seraient les plus propres à remplacer l'eau des *Célestins*, sans qu'il leur reconnaisse pourtant une action spéciale sur les organes urinaires; il loue beaucoup leur qualité digestive et la facilité avec laquelle les malades les supportent; évidemment il ne s'agit ici que des eaux transportées. On peut ajouter encore qu'à Vichy elles auraient une application analogue à celle de la source *Lardy* et de *Mesdames*; mais la même objection reste, à savoir : si une eau qui aurait parcouru 5 kilomètres dans un tuyau conducteur conserverait les mêmes propriétés qu'à son point de jaillissement? Nous ne le pensons pas.

L'eau d'*Hauterive* est, de toutes celles de Vichy, la plus chargée en acide carbonique. Elle est froide, entre 14 et 15 degrés, et cette double circonstance la rend très-précieuse pour le transport en bouteilles.

PUITS DE VAISSE.

Le puits foré de *Vaisse* n'existe à Vichy qu'à l'état de phénomène naturel, très-intéressant et très-

couru par les buveurs. Il est situé dans la petite
commune de Vaisse, sur la rive gauche de l'Allier,
et presque en face de l'établissement thermal. On
le nomme indifféremment puits de Vaisse, source
du *Pré-Salé* ou source *Intermittente*. Cette dernière
désignation sert à définir la nature singulière de son
écoulement.

Le puits de *Vaisse* se distingue, en effet, par
une intermittence parfaitement régulière et très-
curieuse. Ses jaillissements s'annoncent par un
grondement souterrain, qui grandit en se rappro-
chant, et s'accompagne presque instantanément
d'une violente éruption d'eau et de gaz, fortement
imprégnés de l'odeur hydro-sulfureuse. A ce moment la source présente, en petit, le phénomène
des volcans d'eau chaude. Elle coule ainsi pendant
six minutes; puis on entend des sifflements aigus,
produits par un nouveau dégagement de gaz, et qui
annoncent la fin de l'éruption. L'instant d'après, la
source ne donne plus ni eau ni gaz, et tout rentre
dans le silence pendant cinquante minutes, au bout
desquelles le phénomène recommence dans les
mêmes conditions. Un grand plaisir des buveurs est
d'engager les nouveaux venus à se pencher sur l'ouverture, au moment marqué pour le jaillissement :
saisis presque aussitôt par les violentes piqûres du
gaz sulfuré, ceux-ci se rejettent brusquement en
arrière, n'en pouvant plus des yeux et du nez.

Il n'y a rien de plus à noter sur la source de *Vaisse;* son rendement n'est pas connu ; sa température, d'après M. Bouquet, est de 27°,8 centigrades, et l'eau qu'elle fournit est sans usage pour les malades.

*
* *

TABLEAU indiquant la température et le volume des diverses sources de Vichy dans l'ordre de leurs températures décroissantes (M. Bouquet).

	Température.	Débit par 24 heures.
Puits Carré.	44°,7 centigr.	200,000 lit.
Puits Chomel.	44 ,7 —	. . . . —
Grande-Grille.	41 ,8 —	96,200 —
Hôpital.	30 ,8 —	52,400 —
Lucas.	29 ,2 —	86,400 —
Célestins.	14 ,2 —	0,500 —
Nouvelle des Célestins.	. . . —	. . . . —
Puits de Vaisse.	27 ,8 —	. . . . —
Puits Lardy.	23 ,8 —	7,000 —
Puits Brosson ou du Parc.	22 ,5 —	44,480 —
Puits de Mesdames.	16 ,8 —	14,400 —
Puits d'Hauterive. { Source de la Galerie.	15 —	24,336 —
{ Grande Source. . . .	14 ,6 —	29,660 —
Débit total en vingt-quatre heures.		555,376 lit.

CHAPITRE TROISIÈME.

TRAITEMENT THERMAL.

§ 1er. *Du mode d'administration des eaux. — Idée générale du traitement thermal.*

J'aborde maintenant sous ce titre la question la plus importante que puisse soulever l'emploi thérapeutique des eaux de Vichy. Toute la médecine thermale est dans cette question, dans la manière, bonne ou mauvaise, de l'entendre et de la résoudre. Étant connue la composition chimique des eaux de Vichy, étant données leurs propriétés et leurs applications thérapeutiques, c'est-à-dire les maladies qui réclament leur emploi et dont nous parlerons plus loin, il s'agit en dernier et important résultat, pour les malades, non pas seulement d'en faire usage, mais de savoir les prendre, et, pour le médecin, non pas de les employer, mais de savoir les ordonner.

En d'autres termes, le mode d'administration des eaux n'est pas autre chose que la direction à donner et à suivre dans le traitement thermal.

La question ainsi définie devient toute médicale,

et il est facile de comprendre que le médecin en est
le premier arbitre. Mais dans l'intérêt même des
malades et pour leur édification, il nous paraît
encore utile d'insister sur l'importance capitale
qu'elle prend dans la médecine hydro-minérale.
Cette utilité est surtout incontestable et évidente
depuis la réforme opérée dans le régime des établissements thermaux de France.

On sait que l'article 15 du nouveau règlement
porte que « le libre usage des eaux n'est subor-
» donné à aucune permission, ni à aucune ordon-
» nance de médecin ».

Dans la première édition de ce livre, nous avons
attaqué ce fameux article, et nous l'avons condamné
pour raisons sérieuses. Nous avons montré qu'il
était faible dans sa conception, puéril et inconsé-
quent dans ses motifs, imprudent et dangereux,
dangereux surtout dans ses résultats; qu'il vio-
lait l'ordonnance de 1846, relative à la distribution
et à la vente des médicaments, et qu'il dénotait,
dans l'esprit des hommes qui en avaient été les
promoteurs et du ministre qui l'avait signé, une
singulière exagération de la liberté individuelle et
professionnelle, un oubli manifeste des mœurs de
nos thermes, un respect limité des droits et des
devoirs de la science, et un dédain merveilleux de
l'action énergique sur l'économie de quelques eaux
minérales et particulièrement des eaux de Vichy.

Notre voix ne devait pas être entendue; mais nous avions prédit que Vichy allait devenir une école d'entraînement et de mécomptes, et depuis, nous enregistrons tous les jours les accidents qui résultent de l'abus des eaux et de l'usage de l'article 15. Triste manière de gagner une cause avec de pareils arguments, triste surtout de la plaider!

Le coup porté à la science n'a pas été moins pernicieux, et nous nous y arrêtons.

La médecine thermale, si je puis ainsi appeler l'ensemble de la médication par les eaux minérales, n'est pas faite; malgré des résultats très-avantageux et même des succès inespérés qui la rendent précieuse et assurent son avenir, elle ne présente aucune précision, aucune certitude dans ses effets. Elle n'a ni principes déterminés, ni règles, ni méthode dans son application, et on chercherait vainement dans les nombreux écrits qu'elle a inspirés autre chose que de simples indications. On sait que les eaux administrées dans telles maladies peuvent guérir ou ne pas guérir les personnes qui en font usage, mais là-dessus on ne peut longuement raisonner, et il est difficile surtout d'établir une doctrine scientifique. Toutes les observations, il faut le noter, tous les faits recueillis et publiés sur la matière, sans autre garantie que celle d'une autorité individuelle, plus ou moins sé-

vère, ne présentent pas d'autre enseignement, pas
d'autre conclusion, et cela s'explique.

Les médecins des eaux, réduits en quelque sorte
à faire de la clinique en camp volant, ne peuvent
que constater les effets immédiats et souvent trom-
peurs de la cure. — Or, l'action des eaux minérales
est toujours lente. — Après trois semaines ou un
mois de traitement, le malade leur échappe et retourne vers son médecin ordinaire, qui seul peut
surveiller les effets consécutifs et noter, en définitive, les résultats de la médication. Dans de semblables conditions, les observations sont évidemment
difficiles à recueillir. Il faut, pour leur donner une
valeur réelle, l'entente parfaite du médecin qui
ordonne les eaux et du médecin qui les administre,
et il faudrait surtout à la médecine thermale, comme
à toutes les sciences qui veulent se constituer, une
organisation fortement restrictive.

Malheureusement, et le nouveau règlement qui
la régit en est la trop grande preuve, elle n'a pas
été jusqu'ici suffisamment prise au sérieux. Sur ce
point, les rédacteurs de l'article 15 ont parfaitement compris et formulé le sentiment du public, et
l'avis est à peu près unanime. Sous prétexte que
les eaux minérales sont un médicament indiqué
d'avance dans certaines maladies, à la portée de
tout le monde d'ailleurs, et facile à prendre et à
supporter; on se persuade aisément qu'il n'y a ni

grande peine ni grand mérite à les prescrire et à les appliquer. Quoi de plus facile, en apparence, que de se baigner et de boire? Et pourvu qu'on boive et qu'on se baigne, qu'importent, au résultat, la méthode et la direction? Et qu'importe le médecin, pourvu que le traitement dure vingt et un jours?

Et même quelques-uns de nos confrères qui pratiquent loin de nos sources ne sont pas éloignés de professer une opinion semblable. « Allez, disent-ils aux malades, et prenez les eaux. » Et ils semblent ne pas accorder plus d'importance pour la fin et le succès de la cure aux différentes manières de les administrer. Comme si, dans les conditions premières de la science, la différence était grande, nous l'avons dit, entre les maladies aiguës et les maladies chroniques, entre la thérapeutique générale et la thérapeutique spéciale des eaux.

Nous reprenons la question, pour mieux l'établir et l'expliquer.

En médecine, ce qu'il y a de plus difficile à apprendre et ce qu'on met le plus de temps à connaître, c'est la science de diriger un malade et d'administrer à propos un agent de guérison. Il n'y a pas un médecin sérieux qui n'ait appris par une expérience souvent fâcheuse et qui n'ait sans cesse à la pensée l'étendue de cette vérité. Dans la pratique ordinaire, tous les malades s'inclinent devant elle, et, certes, les plus incrédules, lorsqu'une

fièvre met leurs jours en danger, se hâtent de recourir à l'homme de l'art, et, confiants dans ses
lumières et dans son habileté, écoutent ses avis et
exécutent religieusement ses prescriptions.

A Dieu ne plaise que je m'arrête à plaisir sur ce
fait! mais je déclare qu'il n'y a rien de plus conso-
lant pour le médecin que cette confiance de son
malade. En elle il trouve la consécration légitime
de son caractère et de sa mission; avec elle il est
plus grand et plus fort.

Les choses se passent ainsi loin de nos sources et
dans l'exercice de la médecine générale. A Vichy,
c'est tout différent. Il n'y a pas de pires sceptiques
que certains d'entre les buveurs d'eau, dédaigneux,
frondeurs, contempteurs de la science, de la raison
et des faits..... Je ne les épargne pas plus qu'ils ne
nous épargnent. On dirait qu'il y a de leur part un
parti pris d'hostilité, et comme une gageure de ra-
valer l'assistance médicale et de nier l'utilité de
son intervention.

On a voulu donner à cet état de choses une raison vénale et intéressée. On a invoqué des questions d'argent, d'imposition, de rémunération exagérée, choses vraies peut-être par circonstance,
mais tellement honteuses, que nous rougirions de
nous y arrêter et de les mentionner autrement
qu'avec dédain. Quand on a l'honneur de se dé-
vouer au soulagement de ceux qui souffrent, on se

doit à soi-même de rester digne et de regarder d'un peu haut les misères humaines.

Le scepticisme des buveurs d'eau a d'autres causes plus intéressantes et plus sérieuses. Les maladies chroniques, les seules que nous ayons à traiter dans nos thermes, lentes à se développer, lentes à disparaître, deviennent trop souvent l'écueil des efforts de la science et de la patience des malades. Le plus ordinairement, lorsqu'un malade arrive tenter la cure thermale, il a épuisé sans succès toutes les ressources de l'art. Souffrant déjà depuis longtemps, aigri par ses souffrances, il n'a plus qu'une foi restreinte, sinon morte, dans la médecine. On peut déplorer ce découragement, mais il faut l'admettre en quelque sorte comme légitime. La nature humaine n'est pas doublée à toute épreuve de raison et de stoïcisme, et il n'est pas vrai qu'on s'habitue à la douleur. Il est bien plus vrai que lorsqu'on souffre on devient injuste, et qu'on éprouve une espèce de soulagement à trouver quelqu'un à qui s'en prendre. A tort et sans raison, c'est le médecin qui reçoit les coups, et que trop souvent on rend responsable des iniquités de l'organisation.

Cependant les malades croient encore aux eaux, mais quand on leur a dit qu'on peut les prendre en bains et en boissons, ils ne pensent pas qu'il faille en savoir davantage. Joignons à cela qu'ils les con-

sidèrent comme anodines et absolument inoffen-
sives, et nous aurons dit, croyons-nous, les raisons
plus vraies pour lesquelles ils accordent si peu de
confiance à toute direction médicale, si peu d'importance à l'emploi méthodique des eaux, et pourquoi ils se dirigent eux-mêmes et boivent et se
baignent avec tant de légèreté, d'abandon et d'excès.

De pareilles erreurs engendrent des conséquences
qui se devinent. Ce qui suit est à l'adresse des buveurs qui se donnent trop facilement mission de
conseiller leurs compagnons de buvette. Savent-ils
bien ce qu'ils font, ou faut-il leur pardonner parce
qu'ils ne le savent pas! Au moins ils caractérisent
un des côtés les plus singuliers de la physionomie
de nos thermes. On les voit se promener dans les
allées du parc, on les entend dans les tables d'hôte
faisant profession de capacité et d'indépendance
raisonnée. Ils parlent de la médecine et des eaux,
comme le premier chapitre du *Médecin de soi-
même*. Autour des fontaines ils prêchent d'exemple
l'intempérance. « Puisque les eaux font du bien,
» on n'en saurait trop prendre! » Et ils boivent à
grands verres pleins et répétés, un peu par conviction, le reste par jactance. Ils entraînent ainsi les
autres buveurs plus timides, mais malheureusement trop faciles à séduire. Ce n'est qu'après la
cure que les comptes se règlent, et voici alors
comment il faut l'entendre :

Les uns sont arrêtés, dès le début, par l'application intempestive d'une médication qui réveille des accidents aigus mal apaisés. Les autres arrivent au même résultat par l'excès et par l'absence de méthode. Toutes les années voient se produire de pareils exemples. Des malades venus aux thermes avec l'espoir d'y trouver une guérison longtemps désirée, et placés, la plupart, dans de bonnes conditions pour l'obtenir, s'en retournent comme ils étaient venus, souffrants, tristes, découragés. D'autres, au contraire, supportent sans troubles notables d'énormes quantités d'eau. Ils en éprouvent même quelquefois du soulagement et s'en applaudissent. Mais quelque temps après la cure, toute amélioration disparaît, et la maladie renaît avec ses symptômes primitifs. De plus, les malades se sentent souvent frappés de prostration et d'une faiblesse générale dont ils ne devinent pas la cause et qui n'est que le résultat d'une intoxication alcaline plus ou moins avancée.

Grave question celle-là! dont les médecins eux-mêmes ne se préoccupent pas assez; que quelques-uns ont niée, sous le prétexte peut-être un peu naïf qu'elle ne s'est jamais présentée à eux; mais que nos confrères éloignés des sources, au retour de leurs malades, observent assurément plus que nous et sur laquelle nous reviendrons souvent, parce qu'elle est le grand et sérieux écueil de la théra-

peutique de Vichy. A chaque chose il faut son temps,
aux maladies le temps de disparaître, à l'intoxication alcaline le temps de se manifester.

Ce ne sont là, d'ailleurs, que des accidents éloignés et des insuccès de traitement. Mais lorsque à
ces insuccès, déjà si pénibles pour les malades et si
contraires aux intérêts de la science, se joignent des
accidents inattendus et violents, qui exaspèrent
les souffrances, aggravent la maladie ou même
précipitent son dénoûment! — lorsque, parfois
aussi, un malade meurt en pleine santé, si j'ose
ainsi dire, dans l'espace de deux ou trois jours, par
suite d'une imprudence ou d'un excès! — Nous
faisons cette remarque que presque toujours la mort
qui frappe dans ces conditions, effet d'intolérance
et coup de sidération intestinale, est brusque et rapide. — Ces cas heureusement sont plus rares; mais
pourtant on les voit, et assurément si les malades
avaient moins de préjugés et de routine dans l'emploi des eaux, nous aurions moins à les déplorer.

Et voilà bien aussi pourquoi l'article 15 du nouveau règlement, qui donne à tous les abus et à toutes
les erreurs qui règnent dans nos thermes une consécration en quelque sorte officielle, nous a paru,
de tous points, regrettable et pernicieux.

Résumons-nous. Insuccès de traitement, accidents graves et éloignés, et souvent aussi accidents immédiats, redoutables et foudroyants: telle

est la situation, résultat d'idées fausses et d'une mauvaise éducation médicale qu'il nous appartient de réformer. Heureux si nous pouvions nous défendre du reproche de l'avoir faite!

Ici notre plume hésite, et nous avons besoin de nous raffermir la main. *Nostra culpa :* dans notre profession c'est un devoir souvent de s'accuser soi-même et d'oser accuser les siens. Or, si les malades ont des raisons pour n'accorder au traitement thermal qu'une importance médiocre, tant mauvaises qu'elles soient, n'est-ce pas nous qui les leur avons fournies? Et si le nouveau règlement a décrété en quelque sorte l'inutilité de nos conseils, n'est-ce pas une justice méritée qu'il leur a rendue? Rappelons-nous un passé qui n'est pas très-éloigné, et soyons humbles.

Qui donc a inauguré, prêché à Vichy l'incroyable et funeste système de boire quand même et à outrance? Qui a prescrit quinze et vingt verres, cinq et dix litres d'eau par jour, considérant le corps humain simplement comme un vase de chimie et la médication thermale comme une bataille des alcalis contre les acides? Et depuis M. Petit, qui fut le grand prôneur de ces théories, combien de nos confrères l'ont imité et continuent sa déplorable pratique, abandonnant les malades à leur destin et à leur soif, et leur enjoignant, pour tout conseil, de ne s'arrêter qu'après saturation!

7.

En écrivant ces lignes, je l'avoue, je suis prêt à douter de ce que j'avance. Rien n'est plus vrai pourtant, et c'est ainsi que la médecine est encore comprise et le plus généralement pratiquée à Vichy. Et l'on s'étonnerait que le bon sens public, témoin de pareilles excentricités, alors même qu'il se laisse séduire par elles, finisse par se moquer de leurs auteurs! Fontanarose disait des lazzi dont on riait, et débitait contre tous les maux une recette qu'on achetait beaucoup; mais lui-même était peu considéré. Voilà la morale. Nous reviendrons peut-être sur ces questions de doctrine médicale (1) qui touchent de si près à la santé publique. Bornons-nous à présent à rappeler les paroles trop oubliées d'Alibert : « Le bon médecin des eaux doit être le prêtre du » temple. Il est là pour éclairer les malades, pour » les diriger par une bonne méthode et pour rectifier » les idées et les préjugés qu'ils peuvent y apporter. »

Plein de respect pour ces sages préceptes, nous poursuivons. — On n'est jamais plus mal soigné que par soi-même. Nul homme, docteur et même prince de la science, ne peut ni ne doit être son propre médecin. La plaisanterie la plus ancienne ne tient pas contre cette vérité, et Hippocrate malade, si Galien avait vécu, aurait fait appeler Galien

---

(1) *Lettre critique sur la prétendue action dissolvante et fluidifiante des eaux de Vichy*. Broch. in-8°, 1863.

pour le traiter. D'autre part la médication thermale, au moins celle de Vichy, n'a rien, on peut le croire, d'insignifiant ni de très-doux. Au contraire, elle est très-active, très-énergique, et il le faut certes bien pour comprendre les modifications puissantes et heureuses qu'elle fait subir à l'organisation lentement et profondément déprimée par la douleur. Mais l'expérience de tous les jours enseigne aussi qu'elle est capable de faire autant de mal qu'elle peut faire de bien. « Allez à Vichy bien portant, » dit un vieil adage, vous en reviendrez malade ; » allez-y malade, et vous en reviendrez bien por- » tant. » C'est-à-dire qu'il ne faut l'aborder qu'avec beaucoup de prudence et une extrême réserve.

Que viennent faire à nos thermes les touristes et les amateurs, pour lesquels l'avenir dira qu'on a rédigé l'article 15 et auxquels on n'aurait dû laisser que la liberté de saluer les sources, et de très-loin ? Quant aux malades, ils peuvent être bien persuadés qu'il n'est pas indifférent de prendre les eaux en bains, en douches ou en boisson, à doses fraction- nées ou à doses compactes ; sans cesse, dans la pra- tique, il se présente des indications particulières qui réclament l'un ou l'autre de ces modes d'admi- nistration, et il n'est pas toujours facile de les sai- sir. Le médecin le plus expérimenté n'y arrive souvent qu'après beaucoup de tâtonnements, et cer- tainement, en vue d'une bonne médecine, il faut autant d'intelligence, de savoir et de tact médical pour prescrire un bain ou un verre d'eau minérale que pour ordonner tel autre médicament très-énergique.

Ces vérités si naturelles et si simples peuvent paraître nouvelles à Vichy, tant on est peu habitué à les entendre ; mais elles donnent au traitement thermal sa réelle importance, et elles lui rendent sa place dans la médecine et la thérapeutique générales.

Toutes les fois qu'une maladie se présente contre laquelle les eaux de Vichy sont reconnues efficaces, le médecin des eaux se trouve en face de nombreuses difficultés, dont les principales sont les suivantes :

Apprécier d'abord le degré d'opportunité qu'il y a à faire immédiatement usage des eaux.

Décider sous quelle forme, isolée ou combinée, de bains et de boissons, il sera plus avantageux de les administrer.

Déterminer les doses à prescrire, en ayant égard et à la maladie et au tempérament et à la susceptibilité particulière du malade.

Surveiller enfin attentivement leurs effets, et, suivant les cas, savoir augmenter, diminuer ou suspendre à propos leur emploi.

Parmi ces indications, dont l'ensemble constitue la direction du traitement thermal, aucune n'est invariable ni soumise à des règles fixes. Les accidents pathologiques, l'âge, le sexe, l'individualité surtout, les

dominent et les font varier pendant toute la durée
de la cure. Tout malade a son organisation propre ;
chacun a sa manière de sentir, chacun sa manière
d'être malade et de souffrir, chacun veut sa manière
d'être traité.

· Ce n'est pas ici le moment de développer l'ensemble de nos idées sur la médecine et la pathologie
de nos thermes. Ces idées trouveront mieux leur
place dans les travaux de clinique que nous nous
proposons de publier. Mais au moins nous pouvons
dire que l'étude de l'organisation individuelle, qui
est de principe dans le traitement des maladies aiguës, est mieux encore une loi et la base réelle de
la médecine dans les maladies chroniques. Sans
vouloir admettre, comme on l'a dit trop absolument,
que ces dernières affections soient toujours l'expression d'une prédisposition constitutionnelle, — dogme
faillible et qui prend trop souvent l'effet pour la
cause, — il est certain au moins que, par leur action profonde autant que prolongée, elles impriment
à l'ensemble de l'économie des modalités particulières qui déterminent les idiosyncrasies ou mettent
pathologiquement en relief les dominances organiques propres à chaque individu. C'est aux eaux
surtout qu'il est vrai de dire qu'il n'y a pas de maladie, mais seulement des individus malades. Et
c'est l'individu, le tempérament, la personne qu'il
faut traiter, telle qu'elle est de nature, ou telle que

la maladie l'a faite. C'est pour elle qu'il faut ordonner la médication. N'est-il pas évident que la tâche du médecin reste ici entière, aussi nécessaire et aussi difficile que dans toute autre condition thérapeutique?

Et qu'on ne dise pas que, le médicament étant le même, le traitement reste forcément le même dans tous les cas. C'est là, au contraire, dans cette condition, qu'apparaissent l'utilité et l'importance de la direction médicale, et encore la nécessité pour le médecin de savoir manier l'agent de guérison que la nature a mis à sa portée. Et l'on peut juger, nous le répétons, combien son attention doit être minutieuse et éveillée en se rappelant le deuxième principe posé dans notre préface, que c'est de l'administration des eaux, suivant qu'elle est intelligente ou bornée, que dépendent absolument le succès ou les revers de la cure.

Étudiez le tempérament particulier de chaque malade et appréciez le plus nettement possible sa susceptibilité propre ; déterminez exactement la maladie, ses états passé et présent, les causes qui l'ont produite, les symptômes qui la caractérisent, les altérations générales qu'elle a fait subir à l'organisation ; connaissez parfaitement le médicament que vous devez employer ; rendez-vous compte de son action sur l'économie, immédiate ou éloignée, passagère ou profonde, énergique ou douce ; de ses

effets variés et différents suivant les cas pathologiques, suivant ses divers modes d'application, et
avec tous ces éléments combinés, tâchez de trouver
le rapport qui unit le remède au malade et à la maladie : tel est le problème complexe et unique d'ailleurs en médecine que présente la thérapeutique
thermale.

Le mode d'administration des eaux offre deux
parties à considérer (qui forment les divisions naturelles de ce chapitre) : ce sont la forme et la quantité.

La forme d'administration varie suivant que le
traitement thermal est externe ou interne, et comprend, dans le premier cas, les bains et les douches,
et dans le second, la boisson.

La quantité s'adresse à la fois aux deux modes
de traitement et doit s'entendre autant pour la durée
des bains que pour le nombre de verres d'eau in-
gérés. C'est la partie la plus importante. On peut y
joindre encore la durée du traitement, sur laquelle
nous pouvons nous expliquer ici d'une façon très-
nette et très-courte.

Elle dépend essentiellement de la maladie et du
malade, et il est par conséquent impossible de la
déterminer absolument.

Je ne veux pas dire tout le mal que je pense des
vingt et un jours et des *vingt et un bains,* dont la
plupart des malades se font un devoir et un précepte; je préfère en donner une explication.

Autrefois on venait aux eaux avec des idées plus sévères, et toujours dans un but sérieux. Les femmes, forcées par les besoins de leur organisation de s'abstenir du traitement pendant quelques jours, ne pouvaient s'y livrer que dans les limites d'un cercle lunaire qui est de vingt et un jours environ. Elles en profitaient, et de là sont venues cette habitude et cette prétendue obligation. Il est vrai de dire qu'aujourd'hui les femmes s'en sont très-judicieusement affranchies; mais les hommes y tiennent!... Je ne crois pas qu'ils en aient le droit.

§ 2. *Traitement externe. — Bains et douches.*

Les bains, à Vichy, sont un des modes d'administration des eaux les plus employés et forment la partie la plus importante du traitement externe. Ils prennent ainsi dans la médication thermale une large place très-intéressante et très-utile, et leur action physiologique et thérapeutique mérite d'être bien étudiée.

Au point de vue hygiénique, les bains d'eau de Vichy peuvent présenter à l'observation à peu près les mêmes effets que les bains en général. On sait l'influence salutaire à la santé que dans tous les temps et chez tous les peuples on a accordée à la balnéation. — « Baignez-vous, disent les anciens livres; le bain fait du bien au corps; il lui donne la

souplesse et l'agilité, la belle transparence et la
force. Il rend à l'esprit le calme et la sérénité, il
adoucit les mœurs, il fait l'homme plus humain. »
— Je note cependant, sur ce dernier point, que
baigneuses et baigneurs, à Vichy, emploient souvent
leur temps dans le bain à faire nager des mouches
jusqu'à ce qu'elles se noient! — effet des eaux;
passons.

Considérés dans leur action physiologique et thérapeutique, les bains de Vichy agissent sur l'économie de deux manières :

Ils excitent d'abord la surface cutanée, et réveillent, en les stimulant, les fonctions de la peau.

Ils pénètrent ensuite les tissus et leur apportent
des modifications en rapport avec la nature chimique des eaux.

Stimulation et absorption, tel est donc le double
mode d'action sur lequel reposent les données de
leur application, et d'où découlent leurs effets généraux et particuliers.

L'absorption des éléments minéraux que les eaux
contiennent a joué un trop grand rôle dans les
idées médicales qui ont régné et qui règnent encore à Vichy. On en a fait le point de départ absolu
de la guérison des maladies, la base d'une médecine spécifique qu'il est impossible de soutenir et
à laquelle d'ailleurs il est dangereux de prétendre.
Sans doute il faut rendre à l'absorption sa part légi-

time d'action, plus grande dans certaines maladies que dans d'autres, mais dans aucun cas il ne faut lui attribuer uniquement l'influence curative des eaux de Vichy.

Il est très-difficile de fixer exactement la quantité de sels minéraux que le corps absorbe dans un bain de Vichy. Cette quantité varie avec les conditions générales et particulières de l'organisme, avec l'état de la peau, plus ou moins perméable ou sèche, avec l'heure du bain. L'absorption est plus active quand le malade est à jeun que dans le milieu de la journée, après un certain temps de la cure qu'au début; mais il est toujours facile de la constater. Après une demi-heure ou une heure passée dans le bain, les urines changent de nature, et leur acidité naturelle ou morbide fait place à un degré notable d'alcalinité. La sécrétion salivaire présente souvent aussi les mêmes changements, qui indiquent positivement la pénétration intime des principes médicamenteux.

L'action stimulante des bains de Vichy est, suivant nous, bien autrement importante, et, dans la majorité des cas, bien autrement salutaire. Dès les premiers jours du traitement, elle se manifeste. La peau, atténuée et le plus ordinairement sèche et inerte dans les maladies chroniques, se réveille et reprend une énergie fonctionnelle qu'elle avait perdue depuis longtemps. A la suite, un surcroît de vitalité envahit tout l'organisme, et le résultat, pour le malade, est de se sentir, au bout de quelques jours, soulagé et plus fort. Ce sentiment de force et de bien-être est certainement l'effet le plus remarquable et le plus sûr des bains de Vichy. Il faut le noter comme devant agir sur tous les malades. Pourtant les eaux de Vichy ne sont pas toniques à proprement parler, et on doit se garder de les considérer comme telles. C'est à leur vertu stimulante qu'elles doivent leur tonicité. Et ceci n'est pas une distinction puérile, parce que si on ne surveille pas attentivement leur action et que l'excitation soit poussée trop loin, on affaiblit le malade au lieu de le fortifier, et l'effet du bain est détruit.

Beaucoup de malades, après le troisième ou le quatrième bain, éprouvent précisément un sentiment de fatigue et de faiblesse, qui ne se prolonge pas, il est vrai, mais qui indique au moins la nécessité d'habituer lentement l'organisme à l'excitation minérale. Il suffit le plus ordinairement d'un ou deux jours de repos pour que cet état disparaisse, et le traitement se continue ensuite sans obstacle.

Un autre effet des bains de Vichy, non moins heureux à noter, et qui contribue assurément à augmenter la première action fortifiante qu'éprouvent les malades, c'est leur action sédative contre les phénomènes douloureux qui accompagnent certai-

nes maladies ; ainsi, la gravelle, les affections en
général des voies urinaires, et surtout celles de
l'utérus. On est souvent étonné de voir avec quelle
rapidité, dans ces derniers cas, disparaissent les
douleurs de reins et de siége, les tiraillements du
bas-ventre et des aines. Un grand nombre de femmes qui arrivent à Vichy courbées, accablées,
pouvant à peine se soutenir, se relèvent au bout de
quelques jours, et retrouvent une liberté de mouvements dont le sentiment leur est presque aussi
doux que la guérison. Et ici ce sont les bains surtout qui agissent, et il n'est pas besoin, pour que
leur efficacité soit entière et rapide, d'user des
bains de piscine, c'est-à-dire de faire séjourner les
malades dans l'eau pendant trois, quatre et cinq
heures par jour, pratique, disons-le encore une
fois, et pour n'y plus revenir, qui est souvent une
témérité malheureuse pendant la cure, et presque
toujours un grave danger pour l'avenir.

S'il ne s'agissait, pour obtenir les effets avantageux des bains de Vichy, que d'exposer le corps
à leur influence, le traitement thermal serait chose
assurément très-facile. Malheureusement il n'en est
pas ainsi, et les malades ont souvent le tort de
l'oublier. L'obligation, dans l'idée du plus grand
nombre, est de prendre vingt et un bains d'une
heure, ni plus ni moins, après quoi la cure est
complète. Mais les eaux minérales, quelles que soient

leurs vertus, les eaux de Vichy surtout, par cela
même qu'elles sont très-énergiques, nous l'avons
dit, demandent avant tout, pour être salutaires,
d'être administrées convenablement et à propos.
Sans cette condition, leur efficacité est compromise
et se retourne contre le malade. C'est ainsi que nous
voyons toutes les années à Vichy les bains, qui sont
à tous égards la plus précieuse de nos ressources
dans un grand nombre d'affections, déterminer de
graves accidents chez les baigneurs qui en usent
d'une façon intempestive. La perte des forces, le
tremblement des membres, l'agitation, l'insomnie,
la fièvre thermale, qui n'est jamais utile, jamais nécessaire, quoi qu'on en ait dit, n'ont pas d'autre
cause.

Chez les goutteux les bains amènent souvent des
attaques de goutte; chez les malades atteints d'engorgements du foie ou de la rate, ils rappellent ou
déterminent des épanchements ascitiques ou des
accès de fièvre, et aussi, suivant la nature des individus, ils procurent des contractions musculaires,
la turgescence de la peau et de tout le système san-
guin, des céphalalgies intenses, des congestions
cérébrales et des imminences apoplectiques. Il faut
se tenir en garde contre ces accidents toujours sérieux, et d'autant plus tristes qu'il est facile de les
prévenir. On les voit survenir principalement dans
les périodes de grande chaleur, et la saison de

1861, entre autres, en a présenté de nombreux exemples. Le baron Lucas avait pour principe de fermer l'établissement thermal quand la chaleur de l'atmosphère était trop élevée : c'était une conduite sage, et il est certain que dans ces moments l'eau minérale, en bains ou en boisson, doit être administrée avec plus de précautions et devient facilement nuisible.

Si, d'une part, les applications thérapeutiques des bains de Vichy varient avec les indications fournies par le malade et par la maladie, d'autre part aussi leurs effets changent suivant leur composition, leur température et leur durée.

On ne donne que très-rarement à Vichy des bains d'eau minérale pure, et on fait bien. Malgré le décret de 1860, qui laisse le malade libre d'ordonner la composition de son bain, l'administration n'en délivre que sur une ordonnance spéciale d'un médecin. Pour ma part, je n'ai jamais eu, dans ma pratique, l'occasion d'en prescrire, et je prévois difficilement les cas où ils peuvent être utiles. Mais je sais très-bien dans quels cas ils peuvent être nuisibles, et ce serait trop long de les énumérer.

La composition la plus ordinaire comprend moitié d'eau minérale et moitié d'eau douce. Nous pourrions peut-être même ajouter qu'elle est invariable dans les prescriptions de presque tous nos confrères à Vichy. Du reste, les malades le savent,

et pas un, certes, ne se tromperait sur la formule :
— *demi-minéral, 34° centigrades, une heure…* —
Il est cependant vrai de dire que le bain coupé de
moitié convient dans le plus grand nombre des cas.
Aussi n'est-ce pas contre la règle que nous plaidons,
mais en faveur des exceptions, qui ne nous paraissent pas assez nombreuses.

On n'accorde pas assez d'attention, croyons-nous,
à ces légers états d'excitation, d'agacement, de
spasme, mouvements nerveux, anxiété, sommeil
agité et interrompu, que l'on met sur le compte du
tempérament ou de la maladie, et qui ne sont dus
qu'à l'action trop stimulante du bain. Chez les femmes, les enfants, les personnes âgées ou débilitées,
ces phénomènes se présentent fréquemment, et il
est très-utile de réduire au tiers, au quart même, la
quantité d'eau minérale. Fréquemment aussi les
bains amènent de petites éruptions cutanées, des
démangeaisons mal placées et des excitations qui
deviennent très-incommodes et auxquelles on
cherche à remédier par l'addition du son dans
l'eau. Assurément il serait plus simple d'affaiblir
préventivement leur composition. Disons à ce propos que les bains de Vichy ont pour effet plus ordinaire d'abattre le sens génésique.

Ces observations s'appliquent aussi bien à la température et à la durée du bain qu'à sa composition.
Sans dire qu'il est impossible de déterminer une

température fixe pour tout le monde, et qu'il faut
ici se laisser guider par la susceptibilité particulière
à chaque malade, celle de 34° centigrades est souvent trop élevée, et aide singulièrement à la fatigue
et à la faiblesse qu'amènent quelquefois les bains
de Vichy. Elle convient sans doute aux personnes
âgées, très-impressionnables ou très-affaiblies ; mais
dans la majorité des cas nous avons eu à nous
louer de ne pas l'atteindre, et l'action fortifiante
des eaux nous a paru alors se faire mieux et plus
vite sentir. La peau, dans la plupart des maladies
chroniques, possède une chaleur âcre qu'il ne faut
pas craindre d'attaquer par l'abaissement de la
température du bain, à moins de contre-indications
particulières, toutes les fois que l'état général le
permet.

La durée réglementaire du bain de Vichy est
d'une heure, et chaque malade la met à profit. Ici
encore pourtant les exceptions à faire sont nombreuses, plus nombreuses peut-être que pour la
composition. A moins qu'on ne poursuive dans le
bain, comme le veut l'école de M. Petit, que l'absorption des sels alcalins, on reconnaîtra aisément
que le séjour répété d'une heure dans une eau activement stimulante doit dépasser la résistance de beaucoup de malades et amener de la fatigue, des cour-
batures et des désordres nerveux, sans compter la
prostration des forces qui n'apparaît que consécu-

tivement au traitement, et que nous reprochons de toute notre conviction et par expérience aux bains de piscine. Chez les personnes âgées, avec les tempéraments sanguins ou irritables, les constitutions chétives ou affaiblies, les bains d'une demi-heure, de vingt minutes, d'un quart d'heure, sont souvent plus utiles et même nécessaires. Il est nécessaire aussi et plus avantageux de les alterner, de ne les prescrire que tous les deux ou tous les trois jours.

D'ailleurs, toutes ces questions de composition, de température, de durée des bains se tiennent. Elles se confondent, se contrarient ou se renforcent suivant les indications à remplir. Un bain trop fortement minéralisé voit son action atténuée, sinon détruite, par une durée moindre, comme aussi celui qui ne l'est pas assez peut trouver un surcroît d'activité dans la température plus basse de l'eau. Ceci peut donner une idée des nombreuses ressources qu'offre le mode d'administration des eaux et montre combien il est encore facile, le médicament étant le même, d'en varier les applications et d'en obtenir des effets thérapeutiques différents. L'essentiel est de bien étudier, d'une part, la nature particulière du malade et les conditions de la maladie, et de l'autre, de savoir manier habilement l'agent de guérison que l'on emploie. Nous avons noté plus haut que toute la thérapeutique thermale est dans le rapport qui unit ces deux termes.

*
* *

Les douches, on le sait, sont très-confortablement et méthodiquement organisées dans l'établissement thermal de Vichy. On les divise en douches à *percussion* et en douches *ascendantes*.

Les douches à *percussion* sont très-employées, du moins la grande majorité des malades veut en user. On s'en sert dans le but principal de faciliter la résolution des organes engorgés, et elles agissent par le massage direct de la partie malade et par l'excitation que le choc de l'eau détermine à la surface de la peau. Mais nous croyons qu'on se fait de grandes illusions sur leurs avantages. M. Petit, qui rachetait l'étroitesse de ses idées systématiques par un bon esprit d'observation, avait remarqué leur influence souvent plus nuisible qu'utile, et l'expérience prouve combien on a tort de les employer indistinctement et à tout propos. Ainsi les douches à percussion, dirigées droit sur le foie ou la rate, produisent des ébranlements organiques, accompagnés souvent de crises douloureuses et d'accès de fièvre, dont le moindre inconvénient est de faire souffrir inutilement les malades et de retarder la marche du traitement. Ce n'est que contre les engorgements anciens et indolents qu'on peut les essayer. Dans les cas d'engorgements mésentériques, elles occasionnent presque toujours des

diarrhées intenses. C'est d'ailleurs toujours un mal
de les diriger sur la paroi abdominale. Elles réveillent aussi avec une grande facilité les coliques néphrétiques dans la gravelle calculeuse ; elles sont
peu utiles contre les difformités des articulations
goutteuses, et, lorsqu'on les applique sur le bas-
ventre contre les engorgements de l'utérus, elles
sont toujours à redouter, toujours dangereuses.

Ces accidents, qui souvent d'ailleurs tiennent
plus à l'abus qu'à l'usage prudent et méthodique
des douches, indiquent assez avec quelle réserve
on doit se servir d'un moyen dont l'énergie, nous
le voulons bien, laisse deviner les bienfaits possibles. Contre les engorgements de la prostate, par
exemple, les douches agissent lentement, mais elles
nous ont souvent réussi ; souvent aussi contre les
névralgies rhumatismales du col de la vessie.

En présence de l'habituelle inutilité et des inconvénients constatés des douches à percussion, on a
imaginé dans ces derniers temps d'en tirer parti
en les employant non plus directement sur la partie
malade, mais sous forme révulsive. C'est une idée !...
— Mais les effets qu'on leur attribue, dans cette
intention, sont théoriquement empruntés aux effets
des douches froides. Ils sortent absolument des
conditions propres à la thérapeutique de nos thermes.
De plus, la pratique ne les justifie pas, et on n'a
pas encore prouvé qu'une douche d'eau de Vichy

longtemps et chaudement appliquée aux jambes ou aux pieds ait amené la résolution partielle ou entière d'un engorgement du foie.

Suivant nous, du reste, on administre les douches à Vichy à une température généralement trop élevée et pendant un temps trop long : — 35° centigrades au moins, dix et quinze minutes de durée. Cette manière d'agir, utile assurément dans les cas de névralgie rhumatismale, dont nous venons de parler, produit le plus souvent une excitation générale contre laquelle les malades ne peuvent lutter. Les natures nerveuses s'en trouvent surtout incommodées, et, pour tout le monde au reste, c'est un dur quart d'heure à passer, après lequel on sort le corps ému, tremblant et frappé d'une faiblesse qui ne se dissipe que difficilement.

Ces inconvénients ne se présentent pas, ou se présentent avec beaucoup moins d'intensité, avec les douches froides, et ce sont celles-là dont nous faisons le plus souvent usage. Elles ont une grande utilité pour combattre la faiblesse que procurent quelquefois les bains et pour réveiller la débilité nerveuse. Elles sont au moins plus toniques, et, par la réaction qu'elles amènent à la surface du corps, elles secondent positivement l'action salutaire du traitement. Ce n'est pas à dire cependant que nous les recommandions exclusivement ; mais nous croyons que les malades se trouveraient mieux d'user davantage des douches froides et beaucoup moins des douches chaudes.

Les douches *ascendantes* sont plus souvent indiquées et incomparablement plus utiles que les douches à percussion. On ne doit ainsi les entendre que lorsqu'elles pénètrent dans une ouverture naturelle, le rectum ou le vagin. Il faut donc les distinguer en douches *rectales* et douches *vaginales;* ces dernières une mauvaise expression et une mauvaise chose. — Il y a des organes qui exigent des égards et méritent une délicate douceur jusque dans les mots qui les touchent. Les *douches vaginales* emportent avec elles une idée de projection brusque et violente qui serait insupportable, et de plus, absolument funeste. Il faut rayer le terme et la chose avec lui du vocabulaire médical. Le mot *irrigations* doit suffire; il est plus doux, plus convenable d'ailleurs, et il exprime mieux le but thérapeutique à atteindre.

Les *irrigations* dans le bain sont indiquées et souvent très-avantageuses contre les affections de l'utérus, l'engorgement simple ou avec ulcération, le catarrhe principalement; mais il faut ne les prescrire qu'en tâtonnant et observer attentivement leurs effets. La nature des malades demande surtout ici à être bien étudiée. Il n'est pas rare de voir les irrigations exaspérer les souffrances et augmenter l'écoulement leucorrhéique. D'autres fois, sans déterminer aucune douleur, elles amènent de la fatigue dans les membres, un sentiment général de faiblesse et des inquiétudes nerveuses qu'il faut d'autant plus surveiller, que la cause reste en quelque sorte latente et que les bienfaits du traitement s'en trouvent compromis.

Les douches *rectales* sont de toutes les plus salutaires et rendent de grands services à la thérapeutique de Vichy. Leur action directe sur la muqueuse intestinale, qu'elles tonifient, les rend précieuses dans les maladies atoniques du gros intestin. Elles augmentent sa contractilité et activent ses sécrétions d'une manière durable.

Elles agissent utilement, par contiguïté d'organes, dans les affections de la vessie, l'engorgement de la prostate, les maladies et surtout le relâchement de l'utérus, et, par continuité, dans les dyspepsies flatulentes et venteuses, dans les tympanites, l'obésité, la constipation et l'inertie en général des fonctions abdominales. Chez les vieillards, le ralentissement fonctionnel des intestins provoque habituellement un état de congestion vers la tête qu'elles améliorent rapidement. Ici leur action est véritablement révulsive et très-énergique. On peut encore les employer avec succès pour rappeler le flux mensuel et hémorrhoïdal.

Les douches rectales ne présentent pas les mêmes inconvénients que les précédentes ; néanmoins, elles veùlent être administrées avec méthode et discernement, si on ne veut pas dépasser le but et déterminer, au lieu d'une excitation salutaire, une irritation trop vive, des coliques, de la diarrhée, de la fièvre et même des évacuations sanguinolentes. Avis aux malades qui les prennent avec trop de confiance et d'agrément.

§ 3. *Traitement interne. — Boisson.*

La première question que fait naître l'usage en boisson des eaux de Vichy est celle de l'action spéciale que l'on attribue à chacune des sources contre telle affection déterminée. — Est-il vrai qu'étant donnée une maladie, la gravelle par exemple, il faille forcément la traiter par l'eau des *Célestins?* Tous les buveurs, à Vichy, le croient, et le plus grand nombre de nos confrères le professent. Personnellement, nous voyons là une habitude qui n'a rien d'absolu et de laquelle notre pratique journalière n'a pas de peine à s'écarter. Nous nous sommes, d'ailleurs, déjà prononcé sur la question, en parlant de la source de la *Grande-Grille,* et nous renvoyons le lecteur aux observations que nous lui avons consacrées.

A la suite de ces observations, nous formulons les deux axiomes suivants, qui sont les préceptes de notre pratique.

— Aucune des sources de Vichy ne possède de propriété spécifique particulière, et elles peuvent se remplacer l'une par l'autre dans le traitement de toutes les maladies.

— Dans tous les cas, la source la meilleure applicable est celle que le malade supporte le mieux.

Étant admis ce dernier principe, une autre question se présente, la plus importante, celle de la tolérance des eaux prises à la source. Tout est là, en effet, dans la tolérance bien et facilement établie : la condition essentielle au succès du traitement, le point de départ de la guérison. Il y a des malades dont l'estomac, réfractaire à l'action d'une source, s'accommode facilement d'une autre; il faut tâtonner et trouver celle qu'ils supportent bien. Mais il y en a d'autres, et c'est le plus grand nombre, qui ne digèrent pas l'eau, uniquement parce qu'ils la boivent en trop grande quantité, et c'est ici surtout que se montrent les conséquences regrettables de la méthode de la saturation. Autrement dit, la question de la tolérance des eaux se résume, en majeure partie, dans la question des doses.

Quand on ne considère dans la médication de Vichy que l'alcalisation des humeurs et des sécrétions, et l'absorption du bicarbonate de soude, agent souverain, spécifique et unique de la guérison, n'est-il pas évident qu'on doit facilement négliger le soin d'habituer les malades à l'action des eaux, et que boire ces dernières et les faire boire est le seul but à atteindre? Et tant plus on en boit, tant mieux ça vaut! — C'est là, nous l'avouons, ce qui nous étonne toujours, de voir les quantités d'eau énormes que les malades ingèrent dès leur arrivée, et aussi la confiance calme de quelques médecins à dire que la tolérance, tant bien que mal, ne manque jamais de s'établir d'elle-même. — Peut-être; mais tant bien que mal! — Aussi bien on en est venu à accepter comme une nécessité, en les colorant du nom d'*effets des eaux,* les désordres nombreux qui, dans le système de la saturation, se manifestent le plus souvent au début du traitement. Étrange confusion, vraiment, de mots et d'idées, contre laquelle on ne saurait trop s'élever!

Sans doute, le début du traitement est quelquefois marqué par certains troubles qu'il n'est pas possible de prévenir, mais ces cas sont rares, et parce que d'ailleurs les troubles disparaissent promptement, il n'est pas permis pour cela de les négliger et surtout de les confondre avec les accidents beaucoup plus fréquents que les buveurs doivent à leur intempérance. Les hautes doses réveillent le plus ordinairement les symptômes d'acuité de la maladie; elles produisent des vomissements, des coliques, le ballonnement du ventre, de

la diarrhée, des céphalalgies intenses et une per-
turbation générale de l'organisme. — *Effets des
eaux,* soit; mais encore faut-il s'entendre!

Médecine perturbatrice, mauvaise médecine.

Un autre mot dont on abuse, *la crise;* autre danger. On a longtemps vécu, et on vit encore sur
cette idée que les eaux ne peuvent être salutaires
qu'à la condition de bouleverser l'économie et de
raviver toutes les souffrances des malades. Rien
n'est moins nécessaire ni moins justifié. Quelquefois encore, il est vrai, on voit apparaître chez les
malades certains phénomènes critiques, tels que
des sueurs abondantes, une crue dans les urines
ou des diarrhées avec ou sans coliques, phénomènes salutaires et peu intenses, et qui, d'ailleurs,
ne se montrent qu'à un moment toujours avancé de
la cure, jamais au début. Et quelle erreur d'appeler *critiques* les désordres fonctionnels si différents
dont nous parlons, et qui, loin de laisser au malade
du soulagement et du bien-être, ne lui apportent
que la fatigue, le réveil des douleurs, la perte des
forces, l'épuisement et l'insuccès à peu près assuré
du traitement! Il nous paraît utile de bien noter ces
résultats divers et ces fautes d'observation, parce
que les malades sont par eux amenés à rejeter sur
les eaux leurs pénibles mécomptes. La médication
de Vichy offre parfois de tristes retours, nous ne le
nions pas; mais les eaux n'y sont pour rien : effets

des eaux, non ; — abus des eaux, oui. Et cela n'arriverait certainement pas si les petites doses, qui sont une condition indispensable du succès pendant toute la durée de la cure, étaient administrées avec plus de rigueur encore au début, des demi-verres, des quarts de verre et souvent même des cuillerées à bouche.

Tels sont les principes de l'administration des eaux de Vichy bues à la source, hors desquels il n'y a pas, croyons-nous, d'effets réellement salutaires à attendre. Nous avons, en traitant successivement des diverses sources, indiqué les effets physiologiques, et, sauf réserve de la spécialité, les indications thérapeutiques propres à chacune d'elles, nous n'y reviendrons pas. Quant aux détails d'application et aux diverses modifications que présente leur usage dans le cours du traitement, nous n'avons pas plus à nous en occuper ici. C'est au médecin consultant à les déterminer ; à lui d'étudier le malade et de le diriger avec intelligence, prudence et bonheur.

CHAPITRE QUATRIÈME.

EMPLOI ET EFFICACITÉ DES EAUX DE VICHY.

Ceci n'est point une panacée.

La question de l'efficacité des eaux minérales dans le traitement des maladies se présente entourée d'affirmations et de réserves qui la rendent très-difficile. Sans doute, de tous les remèdes connus il n'en est pas qui produisent des effets aussi inattendus, qui agissent d'une façon plus souveraine et plus merveilleuse que les eaux minérales naturelles, et ce n'est pas sans raison que Bordeu a pu dire qu'une maladie chronique qui résiste à leur action est incurable. Cependant il ne faut pas se faire illusion sur leur puissance réelle au point de les considérer comme une panacée infaillible. Il y a déjà plus de vingt ans que M. Patissier, dans un livre qui encore aujourd'hui peut servir de modèle, a émis pour le médecin des eaux le précepte sensé de savoir poser des limites à l'efficacité du traitement thermal. L'éminent académicien a appliqué à la médication hydro-minérale la loi philosophique de toute médecine pratique. « Les eaux, dit-il, guérissent quelquefois, elles soulagent souvent, elles consolent toujours, » et il ajoute qu'elles n'opèrent pas de miracles. Paroles de raison et de vérité, qui malheureusement n'ont pas toujours été entendues et qui méritent d'être reproduites.

Quel que soit, en effet, le traitement qu'on emploie, dans toute maladie la médecine reste la même; une lutte contre l'individualité, dans laquelle un médicament qui a parfaitement réussi dans un cas échoue complétement dans un autre; et si héroïque que puisse être la médication thermale, il faut savoir se garder pour elle de cet enthousiasme exagéré qui, communiqué par le médecin au malade, apporte à celui-ci des espérances toujours à craindre quand elles ne se réalisent pas. Les malades sont déjà bien assez naturellement enclins à demander un miracle à leur compte personnel, pour qu'il soit au moins prudent de ne pas les encourager dans cette voie; et comme, d'ordinaire, ils se vengent de leur déception par un excès contraire et en niant l'efficacité des eaux, le mieux est de les maintenir avec nous dans une sage et confiante réserve.

Les eaux minérales en général, et les eaux de Vichy comme les autres, agissent lentement. L'économie, profondément atteinte par d'anciennes affections, se relève péniblement et par degrés sous leur influence. Leur action salutaire se fait désirer longtemps, mais elle se produit dans la majorité des cas. Il faut savoir attendre et ne pas se décourager.

§ 1er. *Maladies traitées à Vichy.*

Nous avons, en parlant de la source *Chomel*, essayé de limiter le cadre des maladies que l'on peut traiter aux eaux de Vichy; nous devons le rappeler avant de dire rapidement ce que l'observation clinique nous a appris touchant leur curabilité.

On ne doit traiter à Vichy et on n'y traite que des maladies *chroniques* bien déterminées, et seulement les maladies qui ont leur siège organique *au-dessous* du diaphragme. Dans celles qui affectent primitivement les organes placés *au-dessus* du diaphragme, les eaux de Vichy sont formellement contre-indiquées et dangereuses. On a cependant écrit un livre pour dire qu'elles sont salutaires contre les affections organiques du cœur. C'est une légèreté, un paradoxe et une faute.

En 1861, nous fûmes appelé, en grande hâte, auprès d'un malade venu à Vichy pour se guérir d'un engorgement hépatique. Il avait déjà bu pendant quatre jours à la fontaine de l'*Hôpital*, et pris trois ou quatre bains, à la suite desquels il s'était couché, en proie à une fièvre ardente. En l'examinant, nous reconnûmes une grave maladie du cœur. Le pouls battait très-distinctement le *bruit de rappel*;

la face était vultueuse, les pommettes rouge-vif, l'oppression grande, la prostration extrême. Le malade portait sur la région du foie une large friction stibiée qui certainement ne pouvait pas le guérir! — Notre pronostic fut pour la mort dans quarante-huit heures; il mourut au bout de trente-six.

Nous citons cette observation pour montrer combien il importe d'apporter un diagnostic précis dans l'usage de la médication thermale. Si, lorsqu'il s'agit du choix de la source et du mode d'administration des eaux, l'état particulier du malade domine et doit d'abord être étudié; au contraire, quand il s'agit de leur emploi, c'est la maladie qui est à considérer, et dont il faut surtout reconnaître la cause. Dans le fait présent, l'engorgement du foie, d'ailleurs peu considérable, n'était pas la maladie même, mais une de ses conséquences; il n'était pas cause, mais effet, un effet de l'affection du cœur. Celle-ci était la maladie vraie et primordiale; elle emportait la contre-indication nette des eaux de Vichy, et c'est parce qu'on ne l'a pas exactement reconnue et appréciée que le malade est mort.

MALADIES DES VOIES DIGESTIVES.

Les eaux de Vichy ont autant de réputation que
d'efficacité dans les maladies de l'estomac et des
intestins, et celles-ci sont de beaucoup les plus
nombreuses à observer dans la pratique de nos
thermes. On peut même dire qu'on rencontre peu
de malades qui ne présentent une de ces affections,
soit qu'elle ait son point de départ et son siége limité dans le tube intestinal, ou bien qu'elle soit
symptomatique d'un état constitutionnel ou d'une
altération organique étrangère. La chlorose, la cachexie paludéenne, les engorgements du foie, de la
rate, de l'utérus, etc., déterminent presque toujours des troubles marqués dans les premières
voies, des crises gastralgiques, le manque d'appétit,
la lenteur et la fatigue des digestions, tous les
symptômes, en un mot, qui caractérisent la *dyspepsie*. Nous devions à cette dernière affection la première mention, et c'est à elle que se rapportent de
préférence les lignes qui précèdent.

On a défini la dyspepsie une névrose de l'estomac, et c'est certainement la plus singulière et la
plus fréquente des maladies connues. Incommodité
d'ailleurs, mais incommodité fâcheuse et douloureuse, plus souvent que maladie. Elle peut naître
spontanément sous l'influence d'une mauvaise hygiène ou d'un tempérament particulier, comme le

tempérament lymphatique, l'obésité; mais les autres affections du tube digestif, la gastralgie, la gastrite chronique, l'entérite, la dysenterie, finissent toujours par la produire. Elle accompagne la convalescence de toutes les grandes maladies, tous les états de faiblesse et de dépérissement de l'organisme. Elle leur succède encore et souvent elle leur survit. Ce n'est donc pas sans raison que le professeur Chomel, appelant sur la dyspepsie une attention trop longtemps endormie, a pu dire qu'elle affecte au moins le cinquième de la population. Une simple esquisse doit suffire pour que tous les malades la reconnaissent.

On rencontre fréquemment dans la vie une foule de personnes ayant presque toujours l'apparence d'une bonne santé, et qui se plaignent de maux d'estomac ou de mauvaises digestions. Les unes sont tourmentées, après les repas, par des bâillements, des éructations, des aigreurs, avec sensation de plénitude, et quelquefois aussi de chaleur à l'épigastre; d'autres accusent une douleur plus ou moins vive dans la même région, des lourdeurs de tête ou de la céphalalgie; ceux-ci enfin vomissent une partie des aliments qu'ils viennent de prendre, ou se sentent pris de malaise, de fatigue, de brisement dans les membres et d'accablement général : tous symptômes qui, réunis ou isolés chez la même personne, constituent la dyspepsie, dont le caractère essentiel est de ne se manifester que par l'ingestion des aliments. Ces divers phénomènes durent deux ou trois heures, après lesquelles le travail de la digestion étant terminé, les malades rentrent dans une situation normale. Il est facile de comprendre cependant qu'un pareil état ne puisse se prolonger indéfiniment, sans porter atteinte à la santé générale. Aussi voit-on souvent à la suite se développer une grande faiblesse de tout l'organisme, et les malades, frappés d'atonie, perdre toute énergie et dépérir.

La dyspepsie peut être guérie par les moyens dont dispose la médecine ordinaire; mais elle ne l'est jamais plus sûrement et plus vite que par l'emploi des eaux de Vichy. Quelles que soient les causes qui lui ont donné naissance, et ces causes sont très-diverses, nous l'avons vu, on peut toujours attendre du traitement thermal bien dirigé une amélioration manifeste, et dans les cas les plus nombreux, où la maladie est symptomatique d'une des affections qui subissent elles-mêmes l'influence salutaire des eaux, le malade a presque le droit d'espérer la guérison. Pourvu cependant qu'il la veuille.... Ce consentement est plus nécessaire et plus difficile qu'il ne paraît, parce que la maladie dépend bien souvent d'une vie inactive et irrégulière, ou d'habitudes indolentes et trop sédentaires, qu'il est indispensable de réformer, si on ne veut pas, au bout d'un certain temps, perdre le bénéfice du traitement.

Le symptôme le plus général de la dyspepsie est le manque d'appétit. Presque tous les malades se mettent à table, par raison, disent-ils, et beaucoup même redoutent le moment de manger. L'état d'atonie des voies digestives est aussi un caractère très-commun chez les dyspeptiques. Tous digèrent lentement. Mais cet état est celui contre lequel les eaux agissent avec le plus d'efficacité. Dès les premiers jours leur action se fait sentir, vive et stimulante, sur la muqueuse stomacale. L'appétit renaît, souvent par degrés, d'autres fois subitement ; les digestions s'accélèrent, et en même temps les troubles qui les accompagnaient cessant de se produire, le malade est tout étonné et ravi de sentir qu'il mange et qu'il digère comme tout le monde. La seule chose à craindre est de développer par la médication une excitation trop vive. Dans ce cas, on voit bientôt disparaître les premiers effets du traitement, et non-seulement la cure peut être compromise, mais la maladie risque de s'aggraver. Au contraire, en surveillant attentivement les effets produits, l'amélioration se soutient et augmente ; la diarrhée, qui accompagne souvent la maladie, cesse, la santé générale se raffermit, et la cure se termine avec toutes les indications d'une guérison assurée.

Il ne faut pas se dissimuler pourtant que le traitement de la dyspepsie ne se présente pas toujours dans des conditions aussi avantageuses. Une foule de circonstances relatives à l'ancienneté et au caractère particulier de la maladie, à l'état de santé générale et à l'idiosyncrasie locale du malade, entravent souvent ses heureux résultats et le rendent plus long et très-difficile à diriger. Non-seulement les eaux ne sont pas toujours salutaires, mais il est des circonstances où elles pourraient même être nuisibles. C'est au médecin des eaux à se rendre un compte exact de ces difficultés ; à lui d'étudier soigneusement le malade, la maladie et les complications, en ayant pour principe de ne donner, dans tous les cas, les eaux qu'à des doses infiniment modérées, par quart de verre et demi-verre au plus.

Les eaux de Vichy ne nous paraissent pas avoir contre la *gastralgie* une action aussi efficace. Nous entendons par gastralgie la névralgie toujours douloureuse de l'estomac, ayant précisément pour caractère essentiel ce symptôme douleur, qui existe quelquefois à l'état permanent, et d'autres fois ne se montre que par attaques vives, exacerbantes, souvent atroces et comparables par leur intensité à des accès de colique hépatique, lesquelles apparaissent tantôt plusieurs fois dans une même journée, tantôt à des intervalles de plusieurs mois, et dont la durée très-variable peut se prolonger sans rémission pendant plus de douze heures. On sait combien une pareille affection est difficile à réduire et quelle résistance elle oppose aux divers moyens thérapeutiques, et c'est là une première raison pour comprendre que les eaux de Vichy n'aient sur elle qu'une influence limitée. D'autre part, l'élément purement nerveux de la maladie semble constituer tout d'abord une contre-indication à l'emploi des eaux, qui d'ordinaire réussissent peu dans les affections de cette nature. De toutes les maladies que nous avons eu à traiter à l'hôpital militaire de Vichy, la gastralgie est celle qui nous a donné les résultats les moins satisfaisants. Sur quinze malades, deux à peine ont retiré du traitement une amélioration manifeste, cinq ont été soulagés, les autres n'ont éprouvé aucun effet favorable, et chez quatre d'entre eux nous avons été obligé de renoncer à l'emploi des eaux.

Cependant, lorsque la maladie est survenue à la suite d'une affection gastro-intestinale, lorsqu'elle est liée à la dyspepsie, à une altération de la bile ou à la chlorose, on peut s'attendre à une action plus salutaire ; seulement elle est toujours lente à se manifester. Nos observations nous ont permis de reconnaître la vérité du fait signalé par M. Durand-Fardel, que les eaux produisent des résultats plus avantageux contre la gastralgie qui se présente sous forme d'attaques, que celle dans laquelle la douleur est continue. On peut croire qu'il existe dans ce dernier cas un état permanent d'acuité qui ne peut s'accorder avec l'activité des eaux; et de fait, les malades voient assez fréquemment leurs douleurs s'accroître. Il nous a semblé aussi qu'il était nécessaire à l'action favorable du traitement que la maladie eût déjà un certain degré d'ancienneté. Les malades nous ont paru, dans ces conditions, supporter plus facilement les eaux et être moins exposés à l'exacerbation des symptômes. Il arrive encore que des affections intestinales se développent à la suite de la névralgie stomacale : les eaux alors se montrent très-utiles et aident puissamment au rétablissement des fonctions troublées.

La gastralgie se complique souvent de vomissements plus ou moins fréquents, et qui quelquefois se présentent sous la forme de véritables accès. En général, le traitement thermal agit favorablement contre ce symptôme, et réussit d'autant mieux à l'améliorer et à le faire disparaître, que les vomissements coïncident avec moins de douleur épigastrique. Mais si la douleur est vive et continue, les vomissements persistent, et souvent même les eaux contribuent à les ramener. En résumé, les eaux de Vichy, utiles dans de nombreux cas de gastralgie, sont sans action, et quelquefois contraires dans d'autres, et on ne peut se prononcer sur leur efficacité qu'avec une grande réserve.

Mais il n'en est plus de même dans les affections inflammatoires chroniques du tube digestif. Dans l'entérite, la dysenterie, les diarrhées anciennes, et contre les engorgements des viscères qui les accompagnent si fréquemment, elles reprennent cette énergie d'action qui les a si justement recommandées. La condition est de ne les employer qu'après la cessation complète de la période d'acuité. Il ne faut pas attendre non plus que la maladie ait produit des désordres organiques trop considérables. Ceci étant observé, il est rare qu'elles n'amènent pas des résultats tout avantageux et même inespérés.

Il arrive souvent que leur efficacité ne se manifeste tout entière que consécutivement au traitement; mais presque toujours elle est annoncée par une amélioration présente, par le rétablissement des digestions, le retour des forces et un état général meilleur. Les symptômes diarrhéiques sont ceux qui nous ont paru le plus fréquemment disparaître ou au moins diminuer pendant le séjour aux eaux. Lorsque surtout la diarrhée est plutôt liée à certains états de tempérament ou d'atonie constitutionnelle, qu'elle ne dépend d'une lésion intestinale, il suffit souvent de huit à dix jours de traitement pour la faire cesser. Et combien ensuite de ces pauvres malades, que nous avons vus se traîner autour de la source de l'*Hôpital*, pâles, épuisés, et dans un état de chloro-anémie profonde, se sentent peu à peu renaître, et quittent Vichy avec l'espoir, depuis longtemps perdu, d'une guérison prochaine!

Il est à remarquer que les eaux agissent surtout d'une façon merveilleuse contre les dysenteries et les affections intestinales chroniques des pays chauds. A l'hôpital militaire, où les maladies d'Afrique se trouvent réunies en grand nombre, nous avons pu constater leur énergique efficacité et obtenir de leur emploi de magnifiques résultats. Nous pouvons même dire qu'il n'y a pas de degré trop avancé de la maladie qui puisse empêcher le malade de venir tenter la cure ; il aura toujours pour lui l'espoir légitime, sinon de guérir, au moins d'être soulagé.

Règle générale : Dans toutes les maladies des voies digestives, les eaux, pour être salutaires, doivent être employées, pendant toute la durée du traitement, à doses très-faibles et souvent coupées.

GOUTTE.

Nous plaçons la goutte, dans notre étude, immédiatement à la suite des maladies des voies digestives, pour indiquer en quelque sorte notre manière de la comprendre dans son traitement à Vichy. Dans notre pensée, le fait capital, sinon générique de la goutte, consiste dans un défaut d'équilibre de la nutrition, par lequel les facultés d'assimilation se trouvent exagérées aux dépens des facultés d'élimination. Le corps des goutteux est ainsi fait, qu'il absorbe tout et ne rend que très-peu : c'est de l'avarice constitutionnelle, et on pourrait presque bien définir la goutte une hypertrophie du sang.

Mais par cela même, il nous paraît que ce défaut de nutrition doit commencer dans l'absorption alimentaire, et que là, de préférence, il faut porter le remède. Or, qu'il s'agisse de la mauvaise direction ou de l'affaissement des fonctions digestives, les eaux de Vichy sont indiquées, et il n'en est pas de plus efficaces pour les relever ou les régulariser.

Le fait de l'efficacité des eaux de Vichy contre la goutte a soulevé jadis des tempêtes. Il produisit entre M. Petit et Prunelle une discussion longue, ardente et également excessive : question de vie d'un côté et question de mort de l'autre. Et ce qu'il y eut de plus singulier dans cette lutte, c'est que M. Petit, qui promettait aux goutteux une guérison certaine, les dirigeait de façon à les rendre tous plus malades ; et que Prunelle, en leur prédisant consciencieusement une catastrophe, arrivait, sans le croire, à les soulager. Ainsi nous trompe souvent l'esprit de système !...

On a eu tort de vanter les eaux de Vichy comme un spécifique assuré de la goutte. La goutte ne se guérit pas, du moins la goutte héréditaire ou ancienne, mais elle s'amende et elle se corrige. — On a eu tort aussi de les décrier comme un remède dangereux. M. le professeur Trousseau, dans ses élégantes leçons de clinique, s'est fait l'écho de cette

dernière opinion : mais la parole de M. Trousseau
(enfant terrible que nous sommes!...) ne peut pas
avoir sur cette question son impartialité habituelle.

La vérité est que les eaux de Vichy, comme tous
les remèdes énergiques, produisent des effets op-
posés suivant la manière dont on les emploie. Leur
action utile ou nuisible dans la goutte dépend absolument de leur mode d'administration. Nous prions
M. Trousseau de noter ce point de pratique si simple.

Notre observation, d'accord avec celle de beaucoup de nos confrères, nous a appris que la goutte
est, de toutes les maladies, celle qui exige d'être
traitée à Vichy avec le plus de modération et de
prudence. Le baron Lucas redoutait pour ses malades le plus léger excès de l'eau des *Célestins*.
Goutteux lui-même, il s'abstint toujours de se mettre
au régime de cette source. Prunelle suivit une pratique semblable et ne donnait l'eau qu'à très-petites
doses, dans certains cas de goutte ab-articulaire,
qu'il appelle goutte interne, affectant particulièrement les voies digestives : ainsi les dyspepsies,
les gastralgies, les attaques d'entéralgie et de coliques goutteuses. « Nul moyen, dit-il, ne pré-
» vient aussi efficacement que les eaux de Vichy les
» jetées goutteuses sur les entrailles, jetées si fré-
» quentes chez les personnes habituées à un régime
» trop succulent. » Mais dans la goutte articulaire
il niait leur efficacité, et les croyait, non sans

exagération, toujours plus dangereuses qu'utiles.

Au contraire, M. Petit administrait les eaux de Vichy contre la goutte articulaire, sans distinction entre l'état aigu et l'état chronique, et avec une abondance dont la moyenne peut être comprise entre 5 et 10 litres par jour. L'ancien inspecteur des eaux puisait son assurance et les raisons de sa large pratique dans des idées théoriques que nous n'avons pas à examiner ici. Disons seulement qu'ayant cru trouver la cause prochaine de la goutte dans la présence de l'acide urique dans le sang, et par suite dans les liquides de l'organisme, il donnait les eaux alcalines de Vichy comme un spécifique assuré pour neutraliser la cause et guérir la maladie. C'est absolument ce que pensait et écrivait Claude Fouët, il y a deux cents ans, de la goutte et de toutes les maladies : — « L'acide coagule le sang, les sérosités » et la lymphe, et fait dans les cors les obstructions, » les opilations, retenues, suppressions, duretés, » fixations et concrétions!... » — Malheureusement on n'a jamais rencontré dans le sang cet acide urique, et les résultats généraux du traitement de M. Petit ne sont certainement pas de nature à faire croire qu'il y soit.

Les eaux de Vichy ne guérissent pas la goutte, nous l'avons dit; non plus d'ailleurs aucune des eaux minérales connues ni aucun des spécifiques vantés. Elles ont cependant sur elle une action très-salutaire, à la condition de les administrer avec réserve et discernement. Et, dans ces conditions, leur influence, du plus au moins, est également favorable contre la goutte héréditaire ou acquise, articulaire ou interne, aiguë ou chronique. Cependant une première distinction à faire avant de les employer est entre la goutte aiguë, nous voulons plus généralement dire active, et la goutte chronique. Plus utiles dans cette dernière forme de la maladie, elles sont contre-indiquées et dangereuses dans la première.

Quelle que soit l'idée qu'on se forme de la diathèse goutteuse, on s'accorde généralement à admettre que les accès de goutte doivent être toujours respectés, les considérant comme un effort critique d'élimination des produits morbides. C'est pour cela qu'on a banni de tout traitement les médicaments trop actifs et capables de contrarier cette tendance naturelle, et que tous les remèdes qu'on préconise contre les attaques finissent toujours par être nuisibles aux goutteux qui en font usage. Les eaux de Vichy, en raison de leur propriété très-stimulante, n'agissent pas autrement en de semblables circonstances. Parfois, il est vrai, elles ont paru soulager rapidement les malades, calmer leurs douleurs, et diminuer la longueur et l'intensité de l'accès; mais il y a toujours à craindre que leur emploi ne s'accompagne de métastases dangereuses. Il n'est pas un de nos

confrères à Vichy qui ne puisse citer de nombreux
faits de ce genre, et quand on donne les eaux à
haute dose, alors, oui, pour donner raison à
M. Trousseau, on provoque le réveil des accès et
l'apparition d'accidents immédiats, graves et dangereux, et on peut s'attendre presque sûrement,
dans un temps plus ou moins prochain, à quelques
retours funestes, le plus souvent une apoplexie sé-
reuse qui emporte le malade.

Nous insistons sur ce danger, parce qu'il n'est
pas également compris par tous les médecins et par
tous les malades. Il y a encore à Vichy un grand
nombre de goutteux, qui sont traités ou qui se trai-
tent d'après la méthode de M. Petit, boivent large-
ment et sans peur de réveiller un accès, ne craignent
pas l'eau quand l'accès se déclare et argüent, pour
la plupart, qu'ils se trouvent bien de ce régime et
que leur santé s'améliore. Le malheur est qu'un bon
nombre des malades présentés par M. Petit comme
ayant obtenu du traitement thermal ainsi administré une rémission de deux, quatre et cinq ans dans
les attaques, soient morts ensuite inopinément d'une
rétrocession goutteuse.

Le moment opportun pour employer les eaux de
Vichy est dans l'intervalle des accès et à l'époque la
plus éloignée possible du dernier. Si cette époque
est trop rapprochée, on doit craindre de réveiller
une nouvelle attaque et user de beaucoup de pru-

dence, parce qu'il y a presque autant d'inconvénients à provoquer la nature qu'à la contrarier dans
ses mouvements critiques. Les eaux de Vichy prises
en abondance, les bains chez un grand nombre de
goutteux, amènent fréquemment ce résultat. Dans
ces cas, il faut suspendre ou diminuer la médication, suivant la violence de l'attaque et toujours
autant que la fièvre et l'inflammation des articulations ne sont pas calmées. En observant ces précautions, on obtient contre la diathèse goutteuse une
action préventive et palliative très-salutaire. Ainsi
la santé générale s'améliore, une grande atténua-
tion se manifeste dans les symptômes gastriques et
intestinaux, et les accès deviennent à la fois plus
rares, moins longs et moins douloureux.

Contre les accidents et les lésions que laisse
après elle la goutte articulaire chronique, on peut
noter les effets suivants :

L'œdème des extrémités, indolent ou douloureux,
et les douleurs ou la sensibilité, sans œdème, s'améliorent ou disparaissent.

La contracture des articulations et leurs dévia-
tions, surtout si elles sont récentes, cèdent le plus
souvent ; les parties malades reprennent leur position et leur souplesse, et même on a pu voir des
goutteux qui en arrivant à Vichy étaient perclus
jeter joyeusement leurs béquilles avant la fin de
leur saison thermale.

Les nodosités, quand elles sont petites et peu anciennes, peuvent se résorber; plus rarement, elles s'ouvrent et se fondent par suppuration; mais quand elles sont anciennes, elles résistent le plus ordinairement; et de même, quand les articulations sont ankylosées, quand elles se sont lentement et profondément déformées et altérées, le traitement n'agit sur elles que pour empêcher leur état de s'aggraver.

En somme, les eaux de Vichy sont favorables contre la goutte plus qu'aucune autre médication; mais il faut éloigner, dans leur emploi, toute idée de spécificité, qui implique une idée impossible de guérison. C'est en modifiant les conditions générales de l'organisme qu'elles agissent sur le principe diathésique, et il est permis de croire qu'elles doivent leur efficacité, supérieure à celle des autres eaux minérales, à leur action spéciale sur les voies digestives et à la régularité qu'elles apportent dans les fonctions d'assimilation.

CHLOROSE.

(Pâles couleurs. — Anémie.)

La chlorose ne pourrait pas, comme la goutte, se définir une hypertrophie du sang; au contraire, elle en est l'expression opposée. Elle représente son appauvrissement, et son défaut de plasticité et

de fibrination. Mais, comme la goutte, c'est dans
les voies digestives qu'il faut l'attaquer. Il faut réveiller, stimuler et tonifier les organes et les fonctions alimentaires; et, dans ce but, les eaux de
Vichy sont très-indiquées. Quelle que soit la forme
de la chlorose, idiopathique ou symptomatique,
légère ou profonde, simple ou compliquée de phénomènes gastralgiques, de palpitations, d'aménorrhée, elles réussissent merveilleusement. Ceci
est un fait incontestable et d'expérience journalière.

Toutes les années on voit arriver à Vichy de nombreuses jeunes filles au teint décoloré, à la physionomie et au regard tristes, frappées de langueur
sur toute leur personne et dans tous leurs mouvements, parfois respirant à peine et obligées de s'arrêter à chaque pas, pour comprimer les battements
de leur cœur. Ces jeunes filles, atteintes de chlorose
prononcée, un mois après ont retrouvé leur animation et leur fraîcheur; une transformation complète
s'est opérée en elles : la vie circule dans tous leurs
gestes, et, sur leur physionomie, la joie se mêle à
l'éclat de la jeunesse et de la santé revenue.

La chlorose, quelle que soit sa forme, nous venons de le dire, et ses degrés, est toujours guérie
ou très-heureusement modifiée par les eaux de
Vichy. Nous verrons plus loin avec quelle efficacité
elles agissent dans les cas de chloro-anémie, suite
d'engorgements viscéraux et de cachexie palu-

déenne, et toutes les fois que le sang est appauvri
par le fait d'affections longues et chroniques, qui
altèrent la nutrition et portent coup à la santé générale. Elles ne sont ni moins actives ni moins
salutaires dans la chlorose pure et idiopathique.
Ici aucun organe n'est malade, mais tous souffrent,
toutes les fonctions languissent; c'est un état grave
et qu'on a le tort de négliger trop souvent.

Les digestions sont des premières troublées, l'appétit est nul, irrégulier, bizarre; l'estomac est sans
énergie, les aliments sont mal digérés et provoquent
des spasmes et des douleurs. La menstruation est
toujours pervertie, diminuée, difficile, le plus souvent interrompue; il en résulte des troubles nerveux
inimaginables, et il faudrait faire un volume pour
écrire toutes les souffrances physiques, morales et
intellectuelles que subissent les personnes atteintes.
La pâle Ophélia était chlorotique... c'est pour cela
peut-être, raison de patriotisme à défaut du climat,
que parmi les jeunes filles dont nous parlons, on
rencontre beaucoup d'Anglaises; miss touchantes,
aux airs dolents et inclinés, qui portent sur leur
front le triple décleronnement d'un tempérament
lymphatique, de la maigreur et du spleen.

Le premier effet des eaux, pour remédier à ce
désordre général et constitutionnel, se porte sur les
voies digestives, dont elles excitent la vitalité, si
grande d'ailleurs que soit leur atonie. En très-peu

de jours, dans la majorité des cas, on voit l'appétit renaître et les digestions se faire avec énergie et régularité. Le reste va de soi; les malades digérant bien se nourrissent davantage, et, à la faveur d'une assimilation plus complète, toute l'économie ne tarde pas à se ressentir de la stimulation primitive. C'est ainsi que, par l'action présente ou consécutive du traitement, on voit disparaître successivement tous les troubles fonctionnels qui font cortége à la maladie. Les époques reviennent quand elles avaient cessé; elles se régularisent et reprennent un cours normal : les étouffements, les palpitations, ne se font plus sentir, les forces renaissent avec l'embonpoint et l'animation du visage. Et tant il est vrai que l'action alcaline des eaux de Vichy ne constitue pas toute la médication, il n'y a peut-être pas de maladie contre laquelle elles soient plus salutaires que la chlorose.

Nous ne croyons pas cependant, malgré l'opinion de quelques-uns de nos honorables confrères, que les eaux de Vichy puissent suffire à son entière guérison. Le fer, suivant nous, est ici indispensable, parce que seul il produit l'augmentation des globules du sang, et les eaux de Vichy, nous parlons des plus ferrugineuses, n'en contiennent pas assez. Il faudrait au moins, pour obtenir un plein succès de leur usage, les continuer pendant longtemps, et on tomberait alors dans un inconvé-

nient plus grave. On peut admettre cependant que
dans les cas d'anémie légère ou accidentellement
amenée par une hémorrhagie abondante, le traitement thermal puisse suffire; mais quand la maladie
est profonde et que l'appauvrissement du sang est
porté jusqu'à la cachexie, il est nécessaire, si on ne
veut pas s'exposer à une récidive, de continuer
l'action salutaire des eaux par l'usage suffisamment
prolongé des préparations ferrugineuses.

MALADIES DES ORGANES URINAIRES.

Nous comprenons sous ce titre, par rang d'importance, la gravelle, le catarrhe vésical, l'engorgement de la prostate, les névralgies rhumatismales du col de la vessie. Les *coliques néphrétiques*
se lient à un des degrés de la gravelle, dont la
pierre peut devenir la dernière et la plus redouta-
ble expression symptomatique.

GRAVELLE.

La gravelle existe en dehors de la goutte, et c'est
à ce point de vue que nous devons la considérer.
Quand la gravelle est liée à la goutte, dont elle est
si souvent une manifestation importante, l'influence
des eaux de Vichy sur elle est incontestable. On la
voit s'améliorer, comme la plupart des symptômes
goutteux qui ont leur siége dans d'autres parties du

corps, souvent même elle disparaît pour un temps
très-long, mais il faut s'attendre à la voir revenir,
suivant les manifestations de la diathèse qui la
produit. Il n'en est pas de même de la gravelle essentielle, soit qu'elle tienne à une affection de l'appareil urinaire, soit qu'elle dépende d'une disposition générale de l'organisme : les eaux de Vichy ont
sur elle une action plus étendue et peuvent la
guérir.

Il faut distinguer dans la maladie ses états, ou
pour mieux dire ses degrés divers. Le fait d'un malade dont les urines sont plus ou moins chargées
de dépôts ou sédiments qui adhèrent au fond du
vase ne constitue pas la gravelle. Cet état est le
plus souvent produit par une affection autre que la
gravelle, et indépendante des reins, une maladie
de la vessie ou de l'urèthre, encore un état pathologique du foie, de la rate, des intestins, ou même
une disposition particulière de la digestion. Pour
qu'il y ait gravelle constatée, il faut que les urines
contiennent du sable, c'est-à-dire de très-petites
concrétions rouges, jaunes ou grisâtres, criant sous
le doigt et parfaitement distinctes. Plus tard ces
concrétions grossissent et forment des graviers, puis
les graviers deviennent calculs, et cela constitue les
trois degrés de la maladie, dont le symptôme prédominant est cette douleur lombaire atroce et souvent irrésistible, revenant par accès et s'irradiant

sur tout l'abdomen, qui a reçu le nom de *colique néphrétique.*

La gravelle, dans ses deux premières formes, se présente souvent sous une apparence tellement bénigne, qu'on peut en quelque sorte la considérer comme une simple incommodité. Il n'est pas rare de voir des personnes rendre des quantités notables de sable et de graviers, dont quelques-uns même sont assez gros pour figurer des calculs, sans éprouver de gêne ni de douleurs en urinant; quelquefois seulement un sentiment de pesanteur ou quelques élancements passagers dans les lombes. Dans ces cas, les eaux de Vichy agissent presque radicalement, et il peut suffire d'un seul traitement un peu prolongé pour débarrasser le malade de son affection. Mais le plus souvent la gravelle s'accompagne de douleurs plus ou moins vives des reins et de la vessie, qui sont continuelles ou se reproduisent à chaque émission d'urine, et quand des calculs existent, ils produisent presque toujours des coliques néphrétiques. Ici d'ailleurs les eaux de Vichy ne sont ni moins actives ni moins efficaces.

Leur action stimulante se porte d'abord sur les reins, dont elles excitent la sécrétion, favorisant par cela même l'écoulement des produits morbides. Dès les premiers jours de leur emploi, les malades voient assez fréquemment leurs urines charrier avec plus d'abondance des sables et surtout des graviers;

d'autres rendent des calculs plus ou moins formés et souvent assez gros pour ne pouvoir passer sans provoquer de vives douleurs. Nous pouvons citer le fait assez remarquable d'un de nos malades dont les urines n'avaient jamais présenté que du sable mêlé à des mucosités boueuses, et qui, dans la quatrième journée du traitement, rendit à deux reprises une grêle de graviers et de petits calculs. Des faits analogues ont été souvent observés par nos confrères. C'est un véritable effet de détersion, qui semble se produire à la suite d'une vitalité organique plus grande et dont le résultat est de rendre aux urines leur parfaite limpidité.

A cette première action des eaux, il s'en joint presque en même temps une autre essentiellement calmante; les douleurs de reins s'apaisent; la région lombaire, ordinairement appesantie, se dégage, et presque toujours les coliques néphrétiques se trouvent sûrement enrayées. Seulement, dans ces cas plus graves de la maladie, il va sans dire que les eaux demandent à être employées plus longtemps pour faire sentir toute leur efficacité, et que ce n'est pas après un, ni même quelquefois deux traitements que le malade peut se flatter d'être bien guéri. Tant de causes s'opposent d'ailleurs à ce prompt rétablissement! l'ancienneté de la maladie, l'idiosyncrasie acquise ou héréditaire qui lui a donné naissance, et par-dessus tout le malade lui-même, qui doit très-souvent le développement de son affection à des habitudes vicieuses, mais douces et chères, dont il ne veut pas se priver. Alors, sous l'influence du traitement, la gravelle s'amende ; mais elle persiste, et au bout d'un certain temps elle reparaît avec ses symptômes.

Il y a beaucoup de malades de ce genre à Vichy, qui y reviennent toutes les années, sans obtenir d'autre résultat qu'un soulagement momentané, et qui ne se font pas faute d'accuser la curabilité des eaux, sans penser à se retourner un peu contre eux-mêmes. Il est cependant facile de comprendre que ce n'est pas trop du traitement thermal et d'une hygiène sévère et patiente, pour triompher d'une maladie invétérée, et à laquelle, par un mauvais genre de vie, on a en quelque sorte donné droit de nature. Il faut renoncer à la bonne chère, aux bons vins, aux excitants de toutes sortes, pour en revenir à la vie sobre et sagement active, en dehors de laquelle il n'y a pas de guérison possible.

D'autres fois, la gravelle reconnaît pour cause première soit une affection de la vessie ou du col, soit encore un rétrécissement de l'urèthre. — Nous allons y revenir. — C'est surtout dans ces cas qu'elle se complique de symptômes de dysurie et d'hématurie, qui d'ordinaire résistent plus longtemps à l'action du traitement, et il devient évident qu'on ne peut espérer la guérir qu'autant que les affections qui la produisent auront disparu. Mais ces diverses exceptions, tirées de l'étiologie de la maladie, ne peuvent infirmer la vertu curative des eaux de Vichy, et elles restent comme le médicament le plus sùr et le plus efficace qu'on puisse lui opposer.

Nous ne faisons aucune différence entre la gravelle d'acide urique, qui est de beaucoup la plus fréquente, et les gravelles d'une autre nature, urate ou oxalate de chaux, phosphate ammoniaco-magnésien, etc. Nous avons traité avec un succès réel et parfaitement constaté des gravelles blanches; ce qui nous fait penser que l'action chimique des eaux, dont nous ne voulons pas nier l'importance dans la gravelle rouge, n'est cependant pas essentielle, et se trouve subordonnée aux modifications de vitalité que les eaux apportent dans les fonctions des reins. La distinction que nous admettons entre les deux, au point de vue du traitement thermal, existe dans l'administration des eaux, que nous donnons un peu moins abondantes dans la gravelle blanche. Et, d'ailleurs, celle-ci est-elle bien véritablement une gravelle? — Nous inclinons à la considérer comme un catarrhe vésical, qui a donné lieu à une inflammation ascendante des reins.

Il s'établit souvent dans la longueur de l'appareil urinaire, nous venons de l'indiquer, depuis les reins jusqu'à l'urèthre, un courant d'inflammation ascendante ou descendante, qui porte et étend la maladie d'un point à un autre. Ainsi, la gravelle engendre de haut en bas le catarrhe vésical; mais un rétrécissement de l'urèthre, un engorgement de la prostate, un catarrhe de vessie donnent naissance de bas en haut à une gravelle. C'est, d'après nous, le plus souvent ainsi que se montre la gravelle blanche : question d'étiologie, nous le répétons, qui n'infirme pas l'influence bienfaisante des eaux, mais qu'il faut connaître cependant, parce qu'elle agit sur la direction et les résultats du traitement.

L'alcalinité des urines elle-même n'est pas une preuve de gravelle blanche essentielle, et à ce sujet je dois consigner ici une remarque très-importante, dont je dois la connaissance à M. le docteur Caudmont, un des médecins les plus autorisés de la pathologie urinaire.

Il arrive très-souvent que cette alcalinité n'est qu'apparente, et on ne connaît pas assez ce fait. Il s'est présenté d'une manière notable chez un de nos malades, venu à Vichy pour cause de gravelle blanche. — Les urines étaient alcalines, chargées de mucosités et de petites concrétions blanchâtres, très-réelles, qui criaient sous le doigt et se réunissaient au fond du vase. Étaient-elles cause ou effet du catarrhe de vessie? La miction était habituellement facile, mais les reins étaient le siége de douleurs presque continuelles. Celles-ci furent les premières à disparaître sous l'influence du traitement. Les urines prirent aussi un aspect limpide et à peine nuageux, sauf l'alcalinité, qui persista, bien entendu, pendant et après le traitement.

Deux mois après son retour des eaux, le malade, sur notre conseil, alla consulter M. le docteur Caudmont. A ce moment les urines étaient légèrement troubles et alcalines. Elles laissaient, de plus, voir à travers le verre le va-et-vient d'une masse de petits corpuscules assez semblables aux grains de poussière qui nagent dans un rayon de soleil. — Je note ce fait, qui avait échappé à mon examen, et qui suffit à M. le docteur Caudmont pour décider de leur acidité réelle. — « C'est le refroidissement qui les rend alcalines, me dit-il; mais faites uriner le malade sur la teinture de tournesol, et vous jugerez par vos yeux. » — En effet, le papier bleu passa au rouge instantanément. En résumé, nous avions affaire à un catarrhe primitif de la vessie, ayant donné lieu consécutivement à une gravelle blanche. Dans ces cas, il est bon de faire observer que les douleurs de reins et les signes de gravelle sont les premiers à disparaître et souvent sans retour. Ainsi notre malade nous revint l'année suivante avec un catarrhe de vessie très-simple, et sans avoir plus rien éprouvé du côté des reins.

Il arrive quelquefois que les malades, après avoir perdu leurs douleurs lombaires et recouvré la lim-

pidité des urines, sentent tout à coup ces douleurs
reparaître pendant le cours du traitement. Ce retour
symptomatique est ordinairement passager et se termine par l'expulsion d'un gravier ou d'un calcul.
A ce propos, nous renvoyons à ce que nous avons
dit en parlant de la source des *Célestins*, sur la
prudence qu'il fallait apporter dans l'administration
des eaux. La présence d'un calcul dans les reins
n'est pas toujours nécessaire pour réveiller les coliques néphrétiques, et ce réveil a lieu souvent par
suite de l'abus ou de la mauvaise direction du traitement. Cependant la gravelle est, de toutes les maladies, celle qui permet le mieux d'employer les
eaux à doses un peu plus élevées et pendant un
temps assez long. Une saison de trente jours n'est
jamais préjudiciable et est souvent nécessaire, et
nous avons maintes fois prescrit avec avantage, vers
le milieu du traitement, quatre et même cinq verres
d'eau par jour, quantité qui dépasse de beaucoup
celle de notre pratique ordinaire. De même, il est
très-utile, pour mieux assurer les effets du traitement, que les malades continuent à faire chez eux, de
temps en temps, usage des eaux de Vichy transportées. Effet palliatif.

CATARRHE VÉSICAL.

Nous n'avons parlé jusqu'à présent de l'action
des eaux de Vichy sur les calculs des reins, que

pour reconnaître qu'elles favorisaient très-active-
ment leur expulsion. Lorsque les calculs sont des-
cendus dans la vessie, et que, soit parce que leur
diamètre est plus grand que celui de l'urèthre, soit
pour toute autre cause, ils ne sont pas rendus au
dehors, ils constituent alors une maladie nouvelle, et,
comme les calculs propres à la vessie, ils engendrent
la *pierre,* dont l'extraction rentre absolument dans
le domaine chirurgical. On a cependant longtemps
vanté l'action chimique des eaux de Vichy, dissolvante des calculs et de la pierre, et tout le monde
se souvient du grand retentissement que produisit
cette assertion, et des magnifiques espérances qu'on
n'hésitait pas à donner aux calculeux! La nature
alcaline des eaux, secondée par des observations
précipitées, leur avait fait attribuer cette vertu.
Malheureusement, l'expérience n'a pas confirmé les
faits hasardés par la théorie, et il en est aujour-
d'hui de l'action dissolvante des eaux de Vichy
comme de celle de tant de remèdes, un moment
vantés dans le même but et ensuite abandonnés
comme impuissants. Lorsqu'un calcul, trop volumineux pour être délogé, existe dans les reins ou
dans l'uretère, les urines, alcalisées par les eaux
de Vichy, ne peuvent le fondre ni le désagréger, et
ne l'empêchent pas de donner lieu à ces accidents
redoutables contre lesquels l'art est presque toujours impuissant, et lorsqu'une pierre s'est formée

dans la vessie, la lithotritie reste comme le seul moyen d'en débarrasser le malade.

Ce n'est pas à dire, pourtant, qu'il faille dans ces cas renoncer à l'emploi des eaux. Loin de là, elles sont utiles aux calculeux et aux pierreux, dont elles calment les souffrances, quand on les administre avec cette modération attentive qu'exige une maladie toujours grave et toujours prête à s'exaspérer. Elles sont surtout indiquées et elles peuvent rendre de grands services après la lithrotritie, soit pour aider à l'expulsion des fragments et prévenir la formation de nouveaux calculs, soit pour triompher du catarrhe vésical qui est la suite ordinaire de la maladie.

Le catarrhe de la vessie est souvent idiopathique ou succède à une cystite aiguë; il reconnaît aussi pour cause, en outre de la gravelle et de la pierre, une irritation chronique du col, un engorgement de la prostate, un rétrécissement de l'urèthre ou une disposition vicieuse générale de l'organisme; mais dans ces états divers, il est toujours très-heureusement influencé ou guéri par les eaux de Vichy. Les urines fétides, boueuses, purulentes et sanguinolentes, changent progressivement de nature pendant la cure, et pour peu que celle-ci se prolonge, il n'est pas rare de les voir revenir à leur état normal. Les symptômes de dysurie sont ceux qui persistent le plus longtemps. Quelquefois les urines ont repris leur limpidité et les malades restent tourmentés par de fréquents besoins d'uriner, avec gêne et douleur à l'émission. Ces cas se remarquent de préférence dans les coïncidences de névralgie rhumastimale, ou lorsqu'à une grande susceptibilité du col se joint une complication du côté de la prostate, ou un rétrécissement de l'urèthre. Alors aussi la maladie est sujette à de fréquents retours, et après quelques jours de rémission, on peut voir les urines charrier à nouveau de la boue, du pus et des filaments de sang. Il est inutile de dire que le catarrhe vésical, entretenu par un rétrécissement du conduit urinaire, ne peut être guéri ni même sérieusement amélioré qu'après une dilatation préalable de ce conduit. Mais après cette dilatation, et lorsqu'aucun obstacle ne s'oppose plus au libre écoulement des urines, les eaux de Vichy agissent sur lui d'une manière très-efficace et presque toujours certaine. Il ne faut pas cependant que le malade oublie que les plus petits écarts de régime peuvent suffire pour s'opposer à son rétablissement, et que, dans cette affection plus que dans aucune autre, le traitement thermal doit être secondé par une hygiène stricte.

Le choix de la source et les doses d'administration des eaux sont aussi très-importants à considérer, surtout dans le début du traitement. Si on se laisse entraîner par les idées admises sur la source des *Célestins*, et qu'on administre les eaux en vue de leur action chimique alcaline, on peut être assuré de voir tous les symptômes s'exaspérer et la maladie s'aggraver d'une manière fâcheuse. Un malade indocile qui, dès le second jour de son arrivée à Vichy, avait bu, malgré nos prescriptions, six verres d'eau des *Célestins*, fut pris le lendemain de douleurs aiguës et d'une hématurie abondante, qui ne céda que difficilement à la suite de bains de siége froids prolongés. Les petites doses sont d'autant plus nécessaires que, même en gardant toutes précautions, les malades sentent fréquemment s'accroître les symptômes de strangurie et de douleurs en urinant. La *Grande-Grille* est la source que nous employons de préférence au début du traitement, à cause de ses qualités moins excitantes que celle des *Célestins*. Ce n'est que plus tard, et quand les signes aigus n'ont plus de chance de reparaître, que nous lui adjoignons cette dernière, en variant les doses suivant la nature de la maladie et la susceptibilité particulière du malade; mais sans dépasser, à la fin du traitement, le maximum de quatre verres par jour. Cette pratique, croyons-nous, est la meilleure pour ne donner lieu à aucun accident et conduire la maladie à bonne fin. Le catarrhe de la vessie, comme la gravelle, exige que les malades fassent usage chez eux de l'eau de Vichy transportée, et notre impartialité nous fait un devoir d'insister sur ce dernier point.

Il est remarquable, en effet, que les urines pathologiquement acides ou pathologiquement alcalines, suivant la nature de la maladie, ont, dans les deux cas, une action mordicante sur la muqueuse de la vessie, et entretiennent et exaspèrent les douleurs souvent très-vives que les malades éprouvent. Mais si, par l'usage des eaux de Vichy, on détruit leur acidité ou si on remplace leur alcalinité morbide par une alcalinité artificielle, elles perdent toute propriété irritante et les douleurs se calment rapidement. C'est un fait qui se présente journellement dans la pratique de M. le docteur Caudmont, et que nous-même, sur son indication, avons pu constater et vérifier bien souvent.

MALADIES DU FOIE ET DE LA RATE.

(Coliques hépatiques, cachexie paludéenne, etc.)

Nous comprenons sous cette dénomination générale : l'hépatite chronique, la jaunisse, les coliques hépatiques, les engorgements du foie et de la rate, et la cachexie paludéenne. On voit souvent venir à Vichy des affections plus graves du premier de ces organes, des malades atteints de cirrhose ou de dégénérescence tuberculeuse ou cancéreuse, et c'est un tort. Les eaux de Vichy, impuissantes pour guérir ou pour améliorer ces maladies, leur sont nuisibles, et ne peuvent que contribuer à précipiter leur dénoûment funeste.

Notre réserve sur ce point est d'autant plus formelle que, s'il était possible d'établir, d'une façon plus précise, le diagnostic différentiel des engorgements du foie et de son hypertrophie, on verrait que, même contre cette dernière affection, les eaux sont moins efficaces qu'on ne pense. Toujours est-il que l'induration chronique prononcée de l'organe hépatique, qui est un des signes les plus distinctifs de son hypertrophie, résiste le plus ordinairement à leur emploi. Les hypertrophies organiques, du reste, semblent constituer moins une maladie que l'exagération d'un tempérament individuel ou d'une idiosyncrasie physiologique, et certainement pour les réformer il est besoin de modificateurs généraux autrement puissants et soutenus que l'usage d'une eau minérale quelconque pendant quelques semaines. Nous devons comprendre cependant l'influence salutaire des eaux de Vichy chez quelques malades atteints d'hypertrophie du foie, contractée dans les pays chauds, parce qu'ici se joint à leur action, l'action plus énergique du changement de climat, et encore faut-il que ce changement se prolonge et ne soit pas momentané.

Mais où les eaux de Vichy sont véritablement souveraines, où elles constituent la ressource la plus précieuse dont dispose la thérapeutique, c'est contre les engorgements du foie et de la rate, survenus accidentellement ou liés à la cachexie paludéenne. Nous avons déjà parlé, à l'occasion de la source de la *Grande-Grille*, de cette vertu héroïque et des cures surprenantes qu'elle opère, et que M. Petit avait presque raison d'appeler miraculeuses. Nous avons constaté aussi les succès obtenus dans notre service à l'hôpital thermal militaire.

Cet établissement renferme une richesse clinique incomparable. L'Afrique et nos colonies y envoient un grand nombre de soldats et de marins atteints et minés depuis longues années par les affections hépatiques et paludéennes, endémiques dans les pays chauds. On sait, et nous le répétons avec intention, que les eaux de Vichy agissent avec plus d'efficacité contre les maladies contractées sous ces climats. L'Afrique, les colonies, les Indes, l'Espagne sont privilégiées sous ce rapport, et, dans les cas présents, c'est merveille de voir souvent avec quelle facilité des foies gonflés, volumineux, dépassant l'ombilic et envahissant une grande partie de la cavité abdominale, se fondent en quelque sorte, après deux ou trois semaines de traitement, sous les yeux du médecin qui les observe. Non qu'ils rentrent entièrement dans leur volume normal; mais nous avons souvent constaté 2 et 3 centimètres de diminution dans leur circonférence, avant la fin de la saison thermale. L'effet consécutif des eaux se manifeste ensuite beaucoup plus sensible, après une période de quelques mois. Mais il ne se manifeste qu'au bout de ce temps, et il est bon, croyons-nous, que les malades se pénètrent de cette vérité.

En même temps les symptômes généraux s'amendent, les voies digestives reprennent leur intégrité, la teinte ictérique de la peau s'efface, tout annonce le réveil des forces et le retour de la santé. Cette action prompte et énergique des eaux se remarque surtout dans les engorgements du foie, par cause maremmatique, ou résultats d'une affection intestinale. Dans les cas où l'affection est la suite d'une hépatite, le traitement est plus lent à agir. L'organe reste ordinairement stationnaire pendant la cure; trois ou quatre mois après, il peut présenter un peu de diminution; mais, le plus souvent, ce n'est qu'à la suite de plusieurs traitements qu'il a repris ses dimensions normales. Le malade, cependant, ne laisse pas de ressentir de bonne heure la bienfaisante influence des eaux. Ici, comme partout, les symptômes généraux disparaissent et la santé générale se raffermit.

Les engorgements de la rate, presque toujours amenés par des fièvres intermittentes prolongées, opposent habituellement une résistance plus grande que ceux du foie. Sur douze malades atteints de gonflements de rate plus ou moins anciens et volumineux, que nous avons traités à l'hôpital de Vichy, aucun ne nous a présenté, à la fin du traitement, une diminution appréciable de l'organe. Il faut généralement un temps assez long et plusieurs années de retour aux eaux pour qu'il reprenne son volume ordinaire. Mais chez tous les malades dont nous parlons, nous avons vu s'amender les conditions générales de l'organisme et s'effacer les traces de la cachexie paludéenne. Cette manière d'agir est en quelque sorte tracée, sauf quelques cas d'engorgements légers, et il ne faut pas attendre des eaux des effets différents ni plus prompts. C'est par des signes généraux cachectiques que la guérison commence. La peau s'anime et perd sa teinte pâle et terreuse ; à la prostration, à un état voisin du marasme succèdent, après un ou deux traitements, la réparation complète de l'économie et les marques évidentes d'une santé retrouvée ; le gonflement de la rate disparaît ensuite plus lentement, mais sûrement. Ainsi des rates énormes, indurées, bossuées, cèdent petit à petit, s'aplanissent, diminuent d'épaisseur et de consistance jusqu'à entière résolution.

Lorsque l'engorgement est ancien, les accès de fièvre cessent ordinairement longtemps avant sa disparition totale ; d'autres fois, mais plus rarement, ils persistent jusqu'à ce que l'organe ait repris ses limites ; dans tous les cas, il est important de les surveiller pendant le traitement, parce que les eaux ont une grande tendance à ramener des rechutes.

Les bains surtout occasionnent ces retours fébriles, et peut-être faut-il attribuer en partie ce résultat à la nécessité où sont les baigneurs de les prendre tous les jours à la même heure. Nous croyons que s'il était possible de rompre cette périodicité, on aurait beaucoup moins de rechutes à signaler, et c'est un conseil que nous donnons toujours à nos malades. Ces accidents fébriles sont d'ailleurs assez courts ; la suspension momentanée du traitement suffit le plus souvent pour les faire disparaître, et la quinine, au besoin, les arrête toujours. Nous devons cependant citer un cas de fièvre de Madagascar, dont les accès, réveillés par l'usage des eaux, reparaissaient dès que le malade prenait un bain, et que nous n'avons pu faire cesser qu'en supprimant complétement ces derniers.

La cachexie paludéenne et les engorgements du foie et de la rate s'accompagnent fréquemment, dans une période avancée, d'infiltration des membres et d'épanchements ascitiques, qui ne sont pas une contre-indication au traitement thermal. Les bains seuls, dans ces cas, doivent être évités, ou du moins on ne doit les employer qu'avec prudence et quand l'anasarque est limitée. Ils peuvent en effet aggraver l'état symptomatique et devenir dangereux. Nous les avons même vus, chez un malade atteint d'engorgement de rate, qui déjà avait donné lieu à un épanchement abdominal et à l'œdème des mem-

bres, rappeler l'infiltration dans les parties primitivement envahies. Mais dans la majorité des cas,
pourvu que le malade ne soit pas arrivé à la dernière
période d'affaissement, ces accidents s'amendent
sous l'influence des eaux administrées en boisson.
Toujours, cependant, ils doivent être pris en sérieuse
considération, et ils demandent d'être prudemment
observés, autant parce qu'ils sont par eux-mêmes
une complication grave, que parce qu'ils indiquent
une période très-avancée de la maladie.

Quelques-uns de nos confrères, ayant surtout en
vue les avantages qu'il peut y avoir d'appuyer sur le
traitement thermal, dans quelques cas d'engorgements volumineux et profonds du foie et de la rate,
donnent aux malades le conseil de revenir faire une
seconde cure dans la même saison. C'est une pratique que nous n'oserions pas adopter et qui nous
paraît dangereuse. Il arrive presque toujours, dans
ces circonstances, que le malade, qui s'était bien
trouvé de son premier séjour aux eaux, retombe à
la seconde fois dans son état primitif, et voit souvent naître des accidents qui aggravent sa maladie.
Il semble, et d'ailleurs il est très-rationnel de penser, qu'on ne puisse interrompre qu'à son préjudice
l'action consécutive des eaux, qui s'établit toujours
très-active dans ce genre d'affections.

Il faut considérer en outre que les engorgements
profonds des organes splénique et hépatique coïn-

cident toujours avec la décroissance des forces, et
un état manifeste de détérioration et d'affaissement
de l'organisme; d'autre part, les eaux de Vichy sont
stimulantes, mais elles ne sont pas toniques, comme
on se plaît à le dire, et de quelque façon qu'on les
considère, il n'y a rien dans les éléments chimiques
qu'elles renferment qui puisse les faire accepter
comme telles. Or, par une stimulation réitérée et
trop vive, au lieu de réveiller les forces, on les abat
et on augmente, en fin de compte, la faiblesse générale ; comme aussi, par une administration trop
prolongée des eaux, on introduit en abondance
dans l'économie des principes nullement répara-
teurs et qui peuvent devenir cause d'une détérioration nouvelle. Et encore que les accidents d'intoxication alcaline soient peu fréquents aux eaux, on
ne peut nier pourtant qu'ils ne se produisent assez
souvent à la suite d'un traitement immodéré. Nous
pourrions citer le cas qui nous a été donné par un
de nos honorables confrères, praticien sûr et éminent, d'un malade atteint d'engorgement du foie et
venu deux fois aux eaux dans la même année. La
première saison avait produit les effets les plus favorables; mais le malade en perdit tous les bénéfices
à la seconde. Il fut pris de désordres gastriques et
de graves accidents nerveux, que son médecin aux
eaux attribua d'abord à un ramollissement de l'en-
céphale, et il quitta Vichy dans un profond état

d'adynamie, qui ne laissait que très-peu d'espoir à
son rétablissement. Une hygiène bien combinée et
fortement réparatrice et l'usage soutenu pendant
plusieurs mois des véritables toniques, le quinquina
et les amers, ont à peine suffi à le relever.

Les jaunisses, anciennes ou récentes, disparaissent très-promptement par l'emploi des eaux de
Vichy, et pareillement les dyspepsies, les affections
intestinales, et même les gastralgies qui sont ame-
nées par une altération de la bile. Cette action des
eaux sur la sécrétion biliaire, et en général sur les
fonctions du foie, est une des plus remarquables.
En très-peu de temps de leur usage, la bile, entravée
dans sa formation ou altérée dans quelques-uns de
ses principes, éprouve des changements manifestes
et reprend ses qualités normales. C'est là ce qui
explique la grande efficacité du traitement thermal
dans les *coliques hépatiques* et les *calculs biliaires*.
Il se passe ici un acte analogue à celui que nous
avons constaté dans la gravelle. Le foie, réveillé
dans son énergie fonctionnelle, travaille activement
au rejet des calculs, et la bile, modifiée dans sa consistance et rendue plus fluide, offre moins de prise
à leur reproduction. Action détersive, à laquelle il
faut pareillement ajouter une action calmante. La
violence des coliques hépatiques est diminuée et le
plus souvent enrayée. Ce dernier effet se produit
alors même que les coliques ne sont pas détermi-

nées par la présence des calculs. Dans tous les cas, après une saison passée aux eaux, les malades constatent au moins une longue rémission dans les attaques, de la diminution dans leur durée et leur intensité, et une facilité plus grande à rendre des calculs souvent très-volumineux.

Mais il en est des coliques hépatiques comme des coliques néphrétiques : les eaux, si on ne les administre avec précaution, ont une grande tendance à les réveiller. C'est un écueil qu'il faut toujours chercher à éviter, parce qu'il est sans utilité pour le malade. Dans aucune maladie, nous l'avons dit, il n'est plus avantageux de provoquer la nature que de la contrarier dans ses efforts, et la médication thermale ne nous paraît réellement avantageuse qu'autant qu'elle se borne à réveiller, par la stimulation mesurée de toutes les fonctions, les forces générales de l'organisme, le plaçant ainsi dans les meilleures conditions pour que la guérison s'accomplisse. Cela est si vrai que, sauf chez quelques malades dont la vésicule biliaire est gorgée de concrétions, les accès de coliques hépatiques déterminées par l'abus des eaux n'amènent pas, en général, l'expulsion de calculs. Ils n'apportent donc au malade qu'une perte de forces et des souffrances inutiles, et en même temps qu'ils contrarient les bons effets du traitement, ils retardent la guérison définitive. Lorsque ces accidents se produisent, et nous devons ajouter qu'il n'est pas toujours possible de les prévenir, l'indication est de suspendre l'usage des eaux et de ne pas se hâter de le reprendre dès que la crise est terminée. Notre habitude, dans ces cas, est de ne donner les eaux qu'à très-petites doses, et après avoir soumis le malade, pendant deux ou trois jours, à l'usage exclusif des bains.

Nous croyons inutile d'ajouter que les eaux de Vichy n'ont aucune action sur les calculs biliaires, pour les dissoudre. Une pareille opinion est ici plus insoutenable encore que pour les calculs urinaires, et rien, ni l'expérience ni la raison chimique, ne peut justifier ceux qui l'ont émise et qui ont essayé de la propager.

MALADIES DE L'UTÉRUS.

Depuis que M. Michelet a écrit, avec sa grande âme d'artiste, l'oraison médicale et funèbre de l'*Amour* et qu'il a défini notre époque : « Le siècle des maladies de matrice, » toutes les femmes se sont regardées de ce côté, et chacune tenant à honneur d'être de son siècle, il en est peu qui aient résisté à la douloureuse tentation de se croire atteintes. Puissance d'une littérature sénile sur le développement des maladies ! La *Sorcière* vient d'achever l'œuvre, et alors, et depuis, ces affections se sont

révélées comme par maléfice, et tout le monde de
dire avec le poëte que maintenant, en effet, elles
sont d'une incroyable fréquence. Pas plus qu'autrefois peut-être; mais puisque aujourd'hui l'attention
est fixée sur elles, c'est un bien, et l'on aura plus
souvent, d'un côté, le courage de les signaler, et
de l'autre, l'occasion de les guérir.

L'utérus est l'organe sous-diaphragmatique le
moins directement influencé par les eaux de Vichy,
et, comme pour les maladies du foie, nous faisons
des réserves, relativement à leur efficacité, sur les
dégénérescences et les transformations organiques
qui peuvent l'atteindre. Utiles peut-être dès le début d'une affection squirrheuse, quand la santé
générale peut encore être maintenue, elles sont sans
action sur les progrès de la maladie, et dès que les
hémorrhagies se prononcent, elles deviennent nuisibles. Utiles bien plus encore dans les engorgements inflammatoires, résultat d'une métrite chronique et s'accompagnant d'induration profonde et
étendue de l'organe, elles n'agissent cependant
qu'avec une lenteur extrême pour les réduire, et
elles ne les empêchent pas de dégénérer, toutes les
fois qu'il y a chez la malade une prédisposition à
la diathèse cancéreuse. Leur action est encore très-
hypothétique contre les tumeurs fibreuses, consti-
tuant le plus ordinairement une affection locale,
sans dérangement général de la santé, et cela con-

corde avec l'expérience reconnue, que les eaux de
Vichy agissent difficilement sur l'organe utérin
d'une manière immédiate et directe. Ces réserves
admises, il reste les érosions ou ulcérations idiopathiques ou liées comme cause et comme résultats à
un engorgement ou à un catarrhe ; l'engorgement
du col et le catarrhe aussi avec ou sans ulcérations,
affections utérines qui, de toutes, sont incomparablement les plus nombreuses, et sur lesquelles les
eaux ont une influence marquée et très-salutaire.

On sait que les érosions et les ulcérations du col
utérin, dont la gravité a d'ailleurs été beaucoup
exagérée, réclament de bonne heure l'intervention
d'un traitement chirurgical, et que, attaquées ainsi
au début, on peut facilement les faire disparaître.
Mais lorsqu'elles se prolongent, et c'est le cas le
plus ordinaire, elles amènent toujours des troubles
et un dérangement notables dans la santé générale.
Les eaux de Vichy peuvent-être employées avant ou
après la cautérisation, et de préférence après
qu'avant, mais jamais elles ne peuvent la remplacer. Elles n'ont pas de vertu cicatrisante, et leur
action se porte moins sur les lésions que sur les
symptômes qui les suivent.

La plupart des femmes qui viennent à Vichy
traînent, depuis un temps plus ou moins long, une
existence dolente, affaiblie, mêlée de souffrances et
d'incommodités. Elles ont des pesanteurs au siége,

d'autant plus fortes que l'engorgement est plus volumineux et plus ancien, des tiraillements et des douleurs dans les reins, dans les aines et les cuisses.
Leur marche est lente, pénible, souvent à peine possible. Cet état de souffrance continue s'exaspère
ordinairement et peut se compliquer d'accidents
hystériques à l'époque des règles, qui sont presque
toujours dérangées et douloureuses. En même temps
les digestions sont lentes, difficiles, mauvaises, le
ventre se ballonne et se remplit de coliques venteuses. Dans cet état, il n'est pas rare de voir les
malades conserver un certain embonpoint et une
apparence de santé; mais presque toujours, si la
maladie est un peu ancienne, la nutrition est altérée,
la peau a pris une teinte pâle et jaune, et les
femmes sont très-faibles et très-amaigries.

C'est contre cet appareil de symptômes généraux
et impersonnels, osons-nous dire, à la lésion uté-
rine, que les eaux de Vichy, convenablement administrées, exercent leur grande efficacité. Elles
agissent d'abord sur les voies digestives, dont elles
réveillent l'énergie fonctionnelle. Les digestions
reprennent leur activité et se régularisent; dès lors
la nutrition étant plus complète, les forces reviennent, la physionomie se colore et l'embonpoint
reparaît. Il n'est souvent besoin que de quelques
semaines pour opérer d'aussi grands changements,
et beaucoup de femmes quittent Vichy dans un état

de santé méconnaissable. D'autre part les tiraillements si pénibles et les souffrances lombaires et
inguinales subissent du traitement thermal cette
action sédative qu'il exerce constamment contre la
douleur, pourvu que celle-ci soit symptomatique et
non pas essentielle à la maladie. Et ceci est une
propriété bien remarquable, bien précieuse, dont
nous avons déjà parlé et sur laquelle nous arrêtons
l'attention.

Divinum est opus sedare dolorem! a dit
Hippocrate.

Ainsi les eaux de Vichy font disparaître promptement le symptôme douleur, dans la dyspepsie, dans
la gravelle, dans les hépatites et les engorgements
du foie et de la rate : — elles enrayent presque
sûrement les coliques néphrétiques et hépatiques;
mais pourtant quelquefois elles les réveillent, parce
que quelquefois aussi celles-ci ne sont pas sympto-
matiques d'un calcul, et paraissent constituer une
affection nerveuse. — Enfin elles ne calment pas,
souvent même elles exaspèrent la douleur dans les
gastralgies essentielles, et qui n'expriment, comme
cause et comme principe, rien autre que la névralgie de l'estomac.

Dans la maladie qui nous occupe, elles agissent
suivant ces conditions déterminées. Peu de temps
après leur emploi, les femmes éprouvent un soulagement qui est déjà un bien-être, et qui, progres-

sant toujours, ne tarde pas à amener un état
très-satisfaisant. La marche devient libre, facile ou
au moins possible, et tandis que la faiblesse et les
pesanteurs lombaires disparaissent, on peut quelquefois constater une certaine diminution de l'engorgement du col utérin. C'est pour atteindre ces
résultats qu'on a beaucoup vanté les bains de piscine, auxquels, dans le plus grand nombre de cas,
nous préférons les bains de baignoire, la position
horizontale étant de toutes, en général, la meilleure
dans ces maladies. Il est nécessaire aussi, pour leur
entière efficacité, que les bains soient prolongés
dans une certaine mesure ; mais il nous semble bien
difficile de soumettre sans inconvénients à une im-
mersion quotidienne de cinq heures des malades
qui sont déjà très-affaiblies, et bien que dans certains cas cette méthode ait paru avantageuse, nous
avons à notre connaissance une foule d'exemples
qui prouvent que ces excès sont plus souvent nuisibles qu'utiles.

Cependant, au milieu de ces changements si favorables, tandis que les forces reviennent avec
l'embonpoint et que les symptômes douloureux cessent, la lésion locale n'éprouve pas de modifica-
tion. Les fissures et les ulcérations, superficielles
ou profondes, simples ou granulées, restent station-
naires, et l'écoulement leucorrhéique persiste avec
sa même abondance et ses mêmes qualités. Le trai-

tement thermal est ici sans influence, et sans influence aussi sur les déplacements de l'utérus, qui accompagnent fréquemment la maladie. Seulement il est facile de comprendre que, par ses heureux effets de reconstitution générale, il prépare aux moyens chirurgicaux une grande efficacité d'action, pour achever la guérison.

La principale difficulté, dans les maladies de l'utérus, est de faire supporter aux malades la médication thermale. Beaucoup de femmes, déjà très-impressionnables par tempérament, sont rendues encore plus susceptibles par leur état de faiblesse et de souffrances prolongées. Les eaux alors souvent les surexcitent et leur procurent divers troubles nerveux; aussi faut-il ne les donner qu'en tâtonnant et à doses très-faibles. Les grandes quantités d'eau que quelques médecins prescrivent, dans le but de faire fondre l'engorgement utérin, qui ne fond pas du tout, sont toujours un obstacle au succès du traitement et un danger pour les malades. C'est principalement dans ces circonstances qu'on voit se développer et les accidents de vive surexcitation et les troubles nerveux, portés quelquefois jusqu'à l'hystérie, qui augmentent les souffrances des malades et les jettent dans le plus triste découragement. Il est aussi un certain nombre de femmes chez lesquelles l'hystérie existe à l'état de maladie ou d'imminence, très-susceptible de se déclarer sous l'influence des eaux. En général, ces cas nous paraissent constituer une contre-indication au traitement, et lorsque, après quelques essais tentés avec prudence, on ne parvient pas à le faire tolérer, le mieux est de l'abandonner.

DIABÈTE. — ALBUMINURIE.

Si le diabète était, comme l'a prétendu M. Mialhe, le résultat d'une altération dans les propriétés chimiques du sang, lequel aurait perdu ses qualités physiologiquement *alcalines* et serait devenu *neutre* ou *acide*, les eaux alcalines de Vichy constitueraient certainement le meilleur remède qu'on pût lui opposer, et agiraient sur lui avec une sûreté spécifique. C'est à cette espérance, du reste, que l'on doit de voir venir à Vichy, toutes les années, un si grand nombre de diabétiques et qu'on les voit boire et s'imbiber sans raison, sans mesure et sans satiété. Malheureusement la théorie de M. Mialhe, théorie purement chimique, assimile trop facilement les opérations de l'organisme vivant aux expériences de laboratoire, et, comme celle de M. Petit sur la goutte, elle repose sur un fait parfaitement erroné. Le sang des diabétiques n'a jamais été trouvé acide ou seulement neutre, pas plus qu'on n'a trouvé de l'acide urique dans le sang des goutteux. M. Bouchardat a prouvé, au contraire, que dans le diabète il conserve les qualités faiblement alcalines qui le caractérisent physiologiquement, et qui d'ailleurs ne paraissent pas assez actives pour détruire, comme le veut M. Mialhe, le sucre qui se forme dans l'économie en état de santé, et empêcher ainsi la maladie de se produire.

La pauvre théorie qui meurt pour un coup de lancette!... — M. Mialhe, il est vrai, ne veut pas en convenir. Mais quelle chose singulière que cette passion, je ne dirai pas du paradoxe, mais de l'erreur, de l'erreur patente et bien démontrée, qui s'empare de certains esprits, à d'autres égards distingués, et les rend aveugles, audacieux et récalcitrants! Manie d'invention ou manie de réputation.

Quoi qu'il en soit, l'expérience de M. Bouchardat prouve que les eaux de Vichy ne sont pas le remède spécifique du diabète, et loin, certes, de pouvoir les ordonner avec assurance de guérison, il ne faut espérer de leur emploi que des effets uniquement palliatifs. Mais, d'autre part, ces effets ne laissent pas d'être très-avantageux, et l'observation clinique, sans qu'il soit besoin d'aucune théorie, nous permet d'affirmer qu'elles ont sur lui une action salutaire, qu'on demanderait en vain à aucun des remèdes connus. *Non si trova il medico, ma si trova la medecina.*

Entre autres symptômes plus ou moins variables, le diabète en présente trois d'une constance générale, et qui sont, avec l'absence de fièvre, l'émission journalière d'une grande quantité d'urines décolorées et inodores, une faim exagérée et une soif ardente. Joignons à cela la présence du sucre dans les urines, qui est le signe, sinon pathognomonique, au moins le plus caractéristique de la maladie. Quand par hasard il survient de la fièvre chez un diabétique, les eaux de Vichy sont nuisibles, et il ne faut pas songer à les employer. Voici maintenant comment nous les avons vues agir contre les autres symptômes.

Nous avons soigné à l'hôpital de Vichy un certain nombre de diabétiques, ces malades étant soumis en même temps à l'usage modéré des eaux et à une diététique sévère : nourriture exclusivement animale, pain de gluten, double ration de vin et d'aliments. Chez tous, après huit ou dix jours de traitement, nous avons constaté une diminution souvent très-marquée du sucre dans les urines, sans que pourtant la maladie parût s'amender, ni qu'il y eût amélioration dans la santé générale. Nous faisons cette remarque, parce que la quantité de sucre ne nous paraît pas devoir être prise comme le signe le plus certain pour mesurer le degré d'intensité de l'affection. Nous accordons sur ce point une importance bien plus grande aux autres symptômes, la faim, la soif et l'abondance des urines. Il y a, en effet, une foule de causes, en dehors de l'état pathologique, qui peuvent faire varier la quantité du sucre, et, parmi ces causes, la principale est le régime. Aussi avons-nous l'habitude de faire toujours porter nos analyses sur les urines rendues le matin à jeun.

Un exemple remarquable, que nous pouvons citer à l'appui de cette opinion est celui d'un jeune soldat venu à Vichy dans un état de maigreur et d'affaiblissement considérables, combiné avec une faim extraordinaire et une soif ardente, et dont les urines très-abondantes présentaient une quantité relativement faible (20 grammes) de sucre. Dès les premiers jours du traitement, et sans nul doute par l'action combinée des eaux et du régime, la proportion du glucose diminua rapidement, au point de devenir à peine appréciable aux réactifs, sans jamais pourtant cesser de l'être; mais les autres symptômes persistèrent, et à la fin du traitement nous ne pûmes constater qu'une faible amélioration dans leur intensité et dans l'état général du malade.

Ce n'est guère que vers le quinzième ou le vingtième jour de l'usage des eaux que la faim et la soif paraissent être attaquées et se modifier sous leur influence. Nous avons là-dessus des observations assez précises, basées sur les prescriptions journalières de boissons et d'aliments faites aux malades. A ce moment, ils commencent en général à se sentir apaisés, et nous pensons que si la séche-

resse de la bouche et le besoin de boire ont paru
céder beaucoup plus tôt, on n'a pas tenu assez
compte, dans l'appréciation, de la grande quantité
d'eau minérale que consomment certains malades ;
moyen qui en vaut un autre pour s'humecter la
gorge et étancher sa soif. Vers la même époque,
l'abondance des urines diminue ; souvent alors elles
ont perdu toute trace de sucre, elles se colorent
légèrement et reprennent un peu d'odeur. En même
temps les forces reviennent, la constitution se re-
fait, les troubles que l'on remarque fréquemment
dans la vision disparaissent ; en somme, la maladie
est suspendue dans ses symptômes les plus graves,
et le traitement se termine par une grande et générale amélioration.

Nous ne croyons pas qu'on puisse espérer davantage des eaux de Vichy dans le diabète, et souvent
même on n'en retire pas des effets aussi satisfaisants. Ceci se voit surtout lorsque les malades ont
trop tardé pour venir tenter la cure. A la suite et
par le fait de l'impulsion salutaire que reçoit l'organisme, la maladie, si elle est récente et convenablement surveillée, peut ne plus revenir ; mais le
plus souvent, au bout d'un temps plus ou moins
long, on voit le sucre reparaître dans les urines.
Cette rémission dans les symptômes n'en est pas
moins un résultat des plus heureux, d'autant qu'on
peut la renouveler toutes les années par une nou-

velle cure, et atténuer ainsi presque indéfiniment les ravages d'une maladie toujours très-grave et dont on ne peut que très-difficilement admettre la guérison radicale. Nous devons signaler pourtant, pour l'encouragement des malades, le cas authentique d'un diabétique guéri par l'usage des eaux de Vichy, cas observé et relaté par M. le docteur Contour. C'est, croyons-nous, le seul fait de guérison constatée de cette maladie.

Dans notre première édition, au sujet de l'*albuminurie,* nous nous exprimions en ces termes :

« Nous n'avons pas une opinion suffisamment éclairée sur l'action des eaux de Vichy dans l'*albuminurie*. Nous les avons vues quelquefois contribuer efficacement à ranimer les forces générales éteintes et produire un amendement notable dans le symptôme spécial à la maladie; mais nous les avons vues aussi rester sans effet sur la production de l'albumine dans les urines, et d'autres fois encore amener une extension rapide de l'anasarque. Nous croyons cependant qu'elles peuvent rendre des services, dans les cas surtout où il s'agit de remédier au trouble des fonctions digestives, et que, administrées à petites doses, on peut en attendre des effets palliatifs avantageux. »

De nouvelles observations nous permettent aujourd'hui de confirmer pleinement nos premières paroles. Les eaux de Vichy agissent dans l'albu-

minurie comme sur le diabète, sauf pourtant le
produit morbide caractéristique de la maladie,
qu'elles ne détruisent pas avec autant de rapidité
que le sucre. Au contraire, elles ne l'atteignent que
difficilement, et toujours avec une lenteur qui varie,
du reste, avec la cause de l'affection, laquelle est
ici d'une grande importance. Mais l'état général se
réveille le plus ordinairement sous l'influence des
eaux, les forces reviennent et la maladie est sinon
guérie, au moins sérieusement retardée dans ses
effets. La guérison elle-même ne nous paraît pas
impossible; — question de cause.

Il y a là d'ailleurs un sujet d'études très-intéressant et nous pouvons dire inexploré, sur lequel
notre attention est portée depuis longtemps, et que
nous nous proposons de traiter avec l'importance
particulière et sérieuse qu'il mérite.

CHAPITRE CINQUIÈME.

EAUX DE VICHY TRANSPORTÉES. — SELS POUR BAINS ET BOISSONS.

Si nous avons suffisamment expliqué la pensée de notre livre et notre manière de comprendre la médication thermale à Vichy, nous n'avons pas à dire dans quelles maladies on fait usage des eaux transportées, ni quels avantages thérapeutiques elles présentent. Nous constatons seulement qu'elles sont très-souvent prescrites et très-généralement employées. — En bonne et vraie thérapeutique, rien ne vaut les eaux bues à la source et les bains de Vichy pris sur place. Cependant toutes les fois qu'un malade ne peut venir à Vichy tenter la cure, il est assez naturel et il peut paraître très-utile que les eaux viennent à lui. Ce mode de médication n'est pas nouveau; il serait plus juste de dire qu'il a vieilli et qu'il fut longtemps abandonné : on sait que Louis XIV, à quinze ans, prenait à Fontainebleau les eaux de Forges. Toutes les fois qu'on a à combattre, dans l'intervalle de deux saisons, une manifestation quelconque de la diathèse urique, les eaux de Vichy transportées sont indiquées, à cause de leur grande richesse alcaline, et on doit les préférer à toutes les solutions ou combinaisons artificielles de bicarbonate de soude. La nature, sans vouloir discréditer nos officines ni offenser personne, est encore le premier et le plus habile Maître en pharmacie. Mais, dans ces cas aussi, les eaux transportées ne guérissent pas, elles soulagent; elles sont très-efficacement palliatives, et c'est assez pour les apprécier.

Le transport des eaux de Vichy, entre les mains de l'administration actuelle, a pris des proportions croissantes d'année en année et qui ne paraissent pas devoir s'arrêter. Il est vrai de dire que la compagnie fermière y a mis sa peine et ne néglige aucun soin pour obtenir ce résultat, aucune des garanties exigées par le médecin qui prescrit les eaux et par le malade qui les consomme. Nous devons à l'obligeance de M. Callou, gérant de l'établissement thermal, le tableau comparatif suivant de l'expédition des bouteilles, que nous publions à titre de document instructif.

Tableau annuel comparatif de l'expédition des bouteilles d'eau de Vichy, depuis la mise en ferme des sources de l'État.

ANNÉES.	BOUTEILLES.
1853.	380,150
1854.	487,705

12

ANNÉES.	BOUTEILLES.
1855.	547,900
1856.	658,800
1857.	709,300
1858.	766,500
1859.	968,750
1860.	1,058,450.

Les sources de Vichy qui servent le plus au transport des bouteilles et que l'on recommande de préférence sont les sources froides. On en donne pour raison que leur basse température leur permet de mieux garder leur acide carbonique, et par suite qu'elles se conservent plus longtemps sans se décomposer; deux raisons qui nous paraissent deux erreurs, deux fautes d'attention.

La première n'a pas d'importance et pourrait se remplacer par cette vérité que nous avons déjà formulée en proposition : — que les sources froides sont toutes plus chargées en acide carbonique que les sources chaudes. Si donc on les trouve plus gazeuses après le transport, ce n'est pas parce qu'elles ont *mieux conservé* leur gaz, c'est parce que, en réalité, elles en contiennent davantage. — La seconde est plus sérieuse et mérite d'être discutée.

Et d'abord, lorsqu'un dépôt se forme dans une bouteille d'eau de Vichy, oui, cela indique qu'il y a eu décomposition et par conséquent évaporation du gaz acide carbonique. Le fait est constant, et nul

moyen de l'interpréter autrement ; soit que le gaz ,
en s'évaporant, ait amené la décomposition de l'eau,
soit que l'eau, en se décomposant, produise l'évaporation du gaz. Mais voilà où il faut distinguer :
c'est que le dégagement du gaz acide carbonique,
s'il est toujours le résultat ou l'expression du dépôt
qu'on trouve au fond des bouteilles d'eau de Vichy,
n'en est cependant pas l'unique cause déterminante.

Étant données deux bouteilles, puisées à deux
sources de température à peu près égale, celle des
Célestins, par exemple, et celle d'*Hauterive*,
mais dont la première contient une quantité de carbonate de fer moindre que la seconde, au bout
d'un temps plus ou moins long on pourra trouver
au fond de celle-ci un résidu ferreux, tandis que
l'autre restera parfaitement limpide ; ce qui semble
prouver que la dissolution des eaux de Vichy n'est
pas absolument une affaire de température et de
refroidissement, — pourquoi d'ailleurs le refroidissement d'une source chaude serait-il une cause
active de l'évaporation de son gaz? — mais qu'elle
tient aussi à la nature même de leur composition
respective et à la combinaison plus ou moins intime
des éléments qu'elles contiennent. Ainsi les sels de
fer, étant les moins solubles de tous ceux qui entrent
dans leur composition, sont aussi les plus faciles à se
désagréger, et les sources qui les possèdent en plus
grande abondance sont les premières, malgré toute

question de température, à donner un dépôt au
fond de la bouteille. Et je fais ici la remarque que
ces sources sont toutes parmi les plus froides de
Vichy.

Maintenant M. Bouquet, dans ses observations
chimiques sur les eaux de Vichy, a reconnu que le
dégagement de l'acide carbonique se fait instantanément, à l'air libre, dans chacune des sources. C'est
d'abord un premier jet, très-abondant, qui dure à
peine quelques secondes, après lesquelles le dégagement s'arrête brusquement et ne se reproduit que
plus tard, au fur et à mesure que les eaux se dé-
composent. Nous appelons l'attention sur cette proposition, dont personne n'a songé encore à tirer
parti, et que d'ailleurs l'expérience vient confirmer.

La source de *Mesdames,* froide à 16° centigr.,
jaillit à 1,500 mètres environ de Vichy, et, de ce
point, un tuyau conducteur en amène les eaux dans
la galerie des sources de l'établissement thermal.
Or, si on examine l'intérieur de ce conduit, on
trouve qu'il est enduit, à son départ et seulement
sur une longueur de 2 à 3 mètres, d'une couche
ocreuse, épaisse, indice certain de l'évaporation
instantanée du gaz et de la précipitation des sels de
fer. Mais au delà de 3 mètres, l'intérieur du conduit
ne présente plus trace de ce dépôt et les eaux le
parcourent dans toute son étendue sans déperdition
ni décomposition.

Étant ainsi prouvé ce fait de l'évaporation brusque de l'acide carbonique, et puisque les sources froides le perdent aussi facilement et aussi promptement que les chaudes, n'est-il pas évident que leur basse température ne saurait aider à la conservation de l'eau transportée? — La vraie précaution à prendre pour obtenir cette conservation est de mettre l'eau *à l'abri de l'air,* de bien remplir les bouteilles et de les boucher hermétiquement (1). — Dans ces conditions toutes les eaux de Vichy sont bonnes pour le transport ; les sources chaudes se conservent aussi bien que les sources froides, et c'est une erreur de vouloir subordonner les indications thérapeutiques, si on en trouve, à une influence gratuite de la température des sources.

L'expérience est là, d'ailleurs, qui tranche la question en dernier ressort, et la Compagnie fermière possède dans ses magasins des bouteilles d'eau puisées depuis plusieurs années aux sources les plus chaudes de Vichy, l'*Hôpital* et la *Grande-Grille*, aussi limpides, aussi parfaitement conservées que l'eau de n'importe quelle source froide de Vichy.

---

(1) J'indique à l'administration une autre précaution excellente, si elle veut sacrifier un peu l'élégance à l'utilité! et introduire dans le transport une innovation heureuse, c'est de mettre aussi l'eau à l'*abri de la lumière,* en recouvrant les bouteilles d'un papier noir ou bleu.

*
* *

L'usage des sels naturels de Vichy pour bains
n'est pas moins répandu que celui de l'eau minérale transportée. Dans notre appréciation il présente même des applications thérapeutiques plus
nombreuses. L'établissement thermal, qui expédie
un chiffre si considérable de bouteilles, fournit encore au dehors environ 25,000 kilogrammes de sels
par an. Il y a là un fait important et qui mérite de
fixer l'attention.

Les bains de Vichy ne sont pas, en effet, des
bains alcalins ordinaires. Ils peuvent toujours remplacer ces derniers, dans les besoins si fréquents de
la pratique générale, mais ils ne peuvent pas être
remplacés par eux, alors surtout que le malade,
empêché de venir aux thermes, est obligé de faire
à distance une espèce de cure thermale. Dans ces
cas on comprend la stérilité d'une simple dissolution de bicarbonate de soude dans l'eau du bain
et combien il importe, au contraire, que les sels naturels de Vichy soient l'expression étendue des
sources qui les fournissent et dont ils doivent réunir
le plus possible les éléments minéralisateurs, et
combien, dans ce but, leur préparation doit être
minutieuse et rigoureusement surveillée.

Il y a deux manières de préparer les sels naturels

de Vichy, une qui ne vaut rien, et l'autre qui est excellente.

La première consiste à rapprocher l'eau minérale jusqu'à 24° de l'aréomètre et à la conduire ensuite dans les cristallisoirs où on la laisse reposer. Les sels se déposent alors en cristaux prismatiques anguleux, dont le défaut capital est de ne contenir que du carbonate de soude et peu ou pas du tout des autres sels renfermés dans les eaux. Il faut se mettre en garde contre ces produits à facettes brillantes. On les expose derrière les vitrines des magasins. Ils sont séduisants et jolis; mais, nous le répétons, c'est du simple carbonate de soude. On s'en sert pour préparer l'eau de Vichy artificielle, à laquelle l'eau de Vichy naturelle doit toujours être préférée.

La seconde manière de préparation est celle que l'établissement thermal met en pratique dans ses laboratoires pour obtenir les sels dits pour *bains*. Ici l'extraction se fait par *cristallisation confuse*. Le mot peint merveilleusement la chose et exprime la réunion complète des principes minéralisateurs des eaux. — On rapproche les eaux minérales jusqu'à 34° de l'aréomètre, on ralentit le feu, et la cristallisation saline s'opère ensuite naturellement dans le fond même du bain d'évaporation. Il est facile de juger que tous les sels contenus dans les eaux ainsi évaporées se trouvent dès lors compris dans le résidu, et si les cristaux obtenus sont moins brillants que ceux du pur carbonate de soude du commerce, ils ont l'avantage précieux d'être l'expression aussi entière que possible de la minéralisation des eaux. Nous n'insistons pas sur les conséquences thérapeutiques qui découlent de ce résultat.

Les sels ainsi préparés, la Compagnie fermière les expédie pour bains, soit en rouleaux, soit en flacons de grès, ou les emploie à la fabrication des *pastilles* de Vichy. Dans toutes ces opérations, un arrêté ministériel du 2 mars 1857 lui a imposé la surveillance active d'un commissaire du gouvernement près l'établissement thermal, lequel préside à l'extraction et à l'expédition des produits. Il n'y a pas une boîte de pastilles, pas un rouleau sortis des laboratoires de la Compagnie qui ne doivent porter la marque de la surveillance, de telle sorte que les sels naturels de Vichy n'arrivent à la consommation qu'avec la double garantie d'une bonne préparation et du *contrôle de l'État.* C'est là une mesure excellente et qui certes vaut mieux que tous les brevets s. g. d. g.; et lorsque nous voyons l'État s'interposer ainsi entre la fraude et la santé publique, nous ne savons qu'applaudir.

TABLEAU comprenant les quantités des divers composés salins, hypothétiquement attribués à 1 litre de chacune des eaux minérales du bassin de Vichy. (M. Bouquet.)

DÉNOMINATION DES SOURCES.	GRANDE-GRILLE	PUITS CHOMEL	PETIT CARRÉ	LUCAS	HÔPITAL	CÉLESTINS	NOUVELLE SOURCE DES CÉLESTINS	PUITS ROBERS	PUITS DE L'ÉCLUSE DES CÉLESTINS	VAISSE	PUITS D'HAUTERIVE	PUITS DE MESDAMES
Acide carbonique libre	0,908	0,768	0,876	1,731	1,067	1,049	1,299	1,555	1,750	1,068	2,183	1,908
Bicarbonate de soude	4,883	5,091	4,893	5,004	5,029	5,103	5,101	4,857	4,910	3,537	4,687	4,016
— de potasse	0,352	0,371	0,378	0,383	0,440	0,315	0,231	0,292	0,527	0,222	0,189	0,189
— de magnésie	0,303	0,338	0,335	0,275	0,200	0,328	0,554	0,213	0,238	0,382	0,501	0,425
— de strontiane	0,303	0,003	0,003	0,005	0,005	0,005	0,005	0,005	0,005	0,005	0,003	0,003
— de chaux	0,434	0,427	0,421	0,545	0,570	0,162	0,699	0,614	0,710	0,601	0,432	0,604
— de protoxyde de fer	0,004	0,004	0,004	0,004	0,004	0,044	0,004	0,028	0,004	0,004	0,017	0,026
— de protoxyde de manganèse	traces	traces	traces	traces	traces	traces	traces	traces	traces	traces	traces	traces
Sulfate de soude	0,291	0,291	0,291	0,291	0,291	0,291	0,314	0,314	0,243	0,391	0,250	traces
Phosphate de soude	0,130	0,070	0,028	0,070	0,046	0,091	traces	0,140	0,081	0,162	0,046	traces
Arséniate de soude	0,002	0,002	0,002	0,002	0,002	0,003	0,003	0,002	0,003	0,002	0,002	0,003
Borate de soude	traces	traces	traces	traces	traces	traces	traces	traces	traces	traces	traces	traces
Chlorure de sodium	0,534	0,534	0,534	0,518	0,518	0,334	0,550	0,550	0,534	0,508	0,534	0,355
Silice	0,070	0,070	0,068	0,050	0,050	0,090	0,065	0,055	0,065	0,044	0,074	0,032
Matière organique bitumineuse	traces	traces	traces	traces	traces	traces	traces	traces	traces	traces	traces	traces
TOTAUX	7,914	7,959	7,833	8,797	8,222	8,344	7,865	8,601	9,165	7,755	8,956	7,841

SOURCES DE L'ÉTABLISSEMENT THERMAL DE VICHY.

TABLEAU comprenant les proportions des divers principes, acides et basiques, contenues dans 1 litre de chacune des eaux minérales du bassin de Vichy. (M. Bouquet.)

DÉNOMINATION DES SOURCES.	GRANDE-GRILLE	PUITS CHOMEL	PETIT CARRÉ	LUCAS	HÔPITAL	CÉLESTINS	NOUVELLE SOURCE DES CÉLESTINS	PUITS ROBERS	PUITS DE L'ÉCLUSE DES CÉLESTINS	VAISSE	PUITS D'HAUTERIVE	PUITS DE MESDAMES
Acide carbonique	4,448	4,429	4,418	5,348	4,719	4,705	4,647	5,071	5,400	4,831	5,640	5,029
— sulfurique	0,164	0,164	0,164	0,164	0,164	0,164	0,177	0,177	0,177	0,137	0,164	0,141
— phosphorique	0,070	0,038	0,015	0,038	0,025	0,050	traces	0,076	0,044	0,088	0,025	traces
— arsénique	0,001	0,001	0,001	0,001	0,001	0,001	0,002	0,001	0,002	0,001	0,001	0,002
— borique	traces	traces	traces	traces	traces	traces	traces	traces	traces	traces	traces	traces
— chlorhydrique	0,334	0,334	0,334	0,324	0,324	0,334	0,344	0,344	0,334	0,318	0,334	0,222
Silice	0,070	0,070	0,068	0,050	0,050	0,060	0,065	0,055	0,056	0,044	0,071	0,032
Protoxyde de fer	0,062	0,002	0,002	0,002	0,002	0,002	0,020	0,002	0,012	0,002	0,008	0,012
Protoxyde de manganèse	traces	traces	traces	traces	traces	traces	traces	traces	traces	traces	traces	traces
Chaux	0,169	0,166	0,164	0,212	0,222	0,180	0,372	0,230	0,276	0,265	0,168	0,235
Strontiane	0,002	0,002	0,002	0,003	0,003	0,003	0,003	0,003	0,002	0,003	0,002	0,002
Magnésie	0,097	0,108	0,107	0,088	0,064	0,105	0,177	0,068	0,076	0,122	0,160	0,136
Potasse	0,182	0,192	0,196	0,156	0,228	0,163	0,120	0,151	0,172	0,115	0,098	0,098
Soude	2,488	2,536	2,445	2,501	2,500	2,560	2,424	2,500	2,486	1,912	2,308	1,957
Matière bitumineuse	traces	traces	traces	traces	traces	traces	traces	traces	traces	traces	traces	traces
TOTAUX	7,997	8,042	7,916	8,877	8,302	8,327	7,951	8,697	9,243	7,835	9,039	7,866

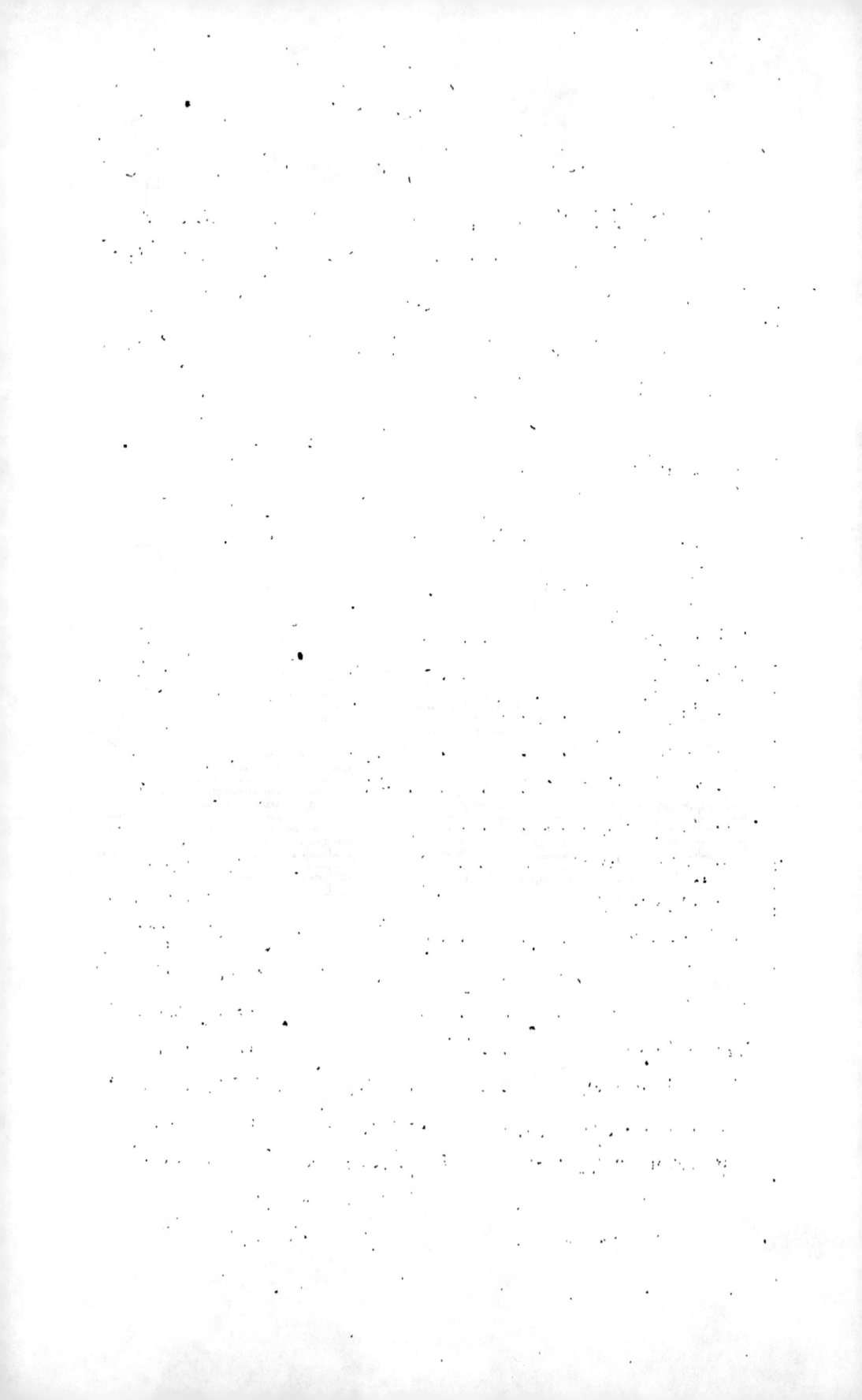

AXIOMES.

1. Les eaux de Vichy sont alcalines-gazeuses et thermales à des degrés différents.
2. Il y a treize sources à Vichy, huit naturelles et cinq artificielles.

*
* *

3. Toutes les sources ont les mêmes propriétés physiques.
4. Elles ne diffèrent physiquement entre elles que par leurs degrés de thermalité : c'est la différence de température qui leur donne un goût différent.
5. Pareillement, toutes les sources ont les mêmes propriétés chimiques et sont composées des mêmes éléments. Seules les quantités de ces éléments varient, mais dans des proportions peu importantes.
6. Chez toutes le bicarbonate de soude constitue le principe dominant, et elles en contiennent environ cinq grammes par litre.
7. Elles sont très-chargées d'acide carbonique libre, dont elles contiennent une proportion moyenne d'un demi-litre par litre.

*
* *

8. Toutes les sources naturelles sont plus chaudes et plus abondantes, celle des *Célestins* exceptée, et plus minéralisées que les sources artificielles.

9. Les sources artificielles contiennent plus d'acide carbonique libre que les sources naturelles, la source *Lucas* exceptée.

10. Dans les sources naturelles, l'abondance et la température sont toujours en raison directe, c'est-à-dire qu'elles augmentent ou diminuent en même temps, et, parmi ces sources, toujours les plus abondantes sont les plus chaudes, et réciproquement.

11. La même corrélation et la même loi n'existent pas pour les sources artificielles.

*
* *

12. Les eaux de Vichy s'administrent à l'extérieur et à l'intérieur, sous forme de bains, de douches et de boisson; mais il n'est pas indifférent de les administrer sous l'une ou l'autre de ces formes.

13. La cure thermale n'est pas de 21 bains, de 21 jours: sa durée n'a rien de fixe, rien d'absolu; elle est relative au malade et à la maladie.

14. Aucune des sources de Vichy ne possède de propriété spécifique particulière, et elles peuvent se remplacer l'une par l'autre dans le traitement de toutes les maladies.

15. La réputation de spécialité que quelques-unes possèdent doit être considérée comme une indication bonne à suivre, eu égard à certains faits d'expérience, mais qui n'a rien d'absolu.

16. Dans tous les cas, la source la meilleure applicable est celle que le malade supporte le mieux.

17. Les eaux de Vichy sont stimulantes, et elles ne sont pas un médicament tonique.

18. Le bicarbonate de soude est l'élément minéral dominant dans leur composition chimique; mais il n'est pas l'agent essentiel et unique de leur action thérapeutique.

*
* *

19. Les eaux de Vichy sont employées contre les affections chroniques, et seulement *chroniques*, qui ont leur siége dans les organes placés *au-dessous* du diaphragme.

20. Elles ne doivent pas l'être dans les maladies chroniques qui affectent les organes situés *au-dessus* du diaphragme.

21. Elles sont curatives dans la gravelle, le catarrhe vésical, les maladies du tube digestif, du foie, de la rate, les coliques hépatiques, la cachexie paludéenne, la chlorose, etc., etc.

22. Elles sont préventives et efficacement palliatives dans la goutte, le diabète et l'albuminurie.

23. Dans la goutte, dans le diabète, etc., leur efficacité palliative dépasse celle de toutes les eaux minérales et de tous les remèdes connus.

24. Les eaux de Vichy, pour être salutaires, doivent être employées à petites doses.

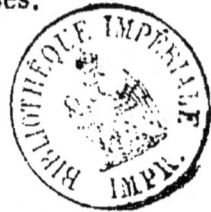

FIN.

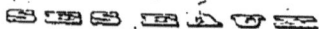

www.ingramcontent.com/pod-product-compliance
Lightning Source LLC
Chambersburg PA
CBHW070507200326
41519CB00013B/2744